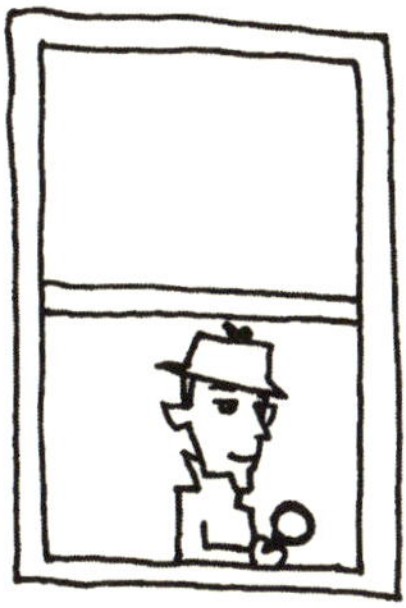

プライマリ・ケアの現場から

ドクターI・ホームズの健康よろず相談

増村道雄

北大路書房

◆序　文

医師という職人

作家・医師
南木佳士

世の中には医学部の入試の偏差値が高いというだけで、医師を高級官僚などと並ぶ選良とみなしてしまう傾向がある。また、そのように自負している医師も多い。

しかし、歴史を顧みれば、室町期に社会の底辺層が従事した職種の総覧ともいえる『七十一番職人歌合』には総計百四十二の職人が出てくるが、その三十四番として「医師・陰陽師」が入っている。邪神や鬼神にとりつかれて衰弱している「気」を回復させるために、山伏や在野の陰陽師が伝統的な秘術をもって民衆医療の分野で活動し、鎌倉時代になると医療で生計を立てるものが出てきた。当時の選良である貴族たちからは見下される立場にあった彼らは定住せずに諸国を歩く旅医者だった。(『渡来の民と日本文化』沖浦和光・川上隆志著、現代書館)

いかなる職人でも、依頼者に信頼されるための第一条件はその知識、技術の確かさであるのは論を待たないのだが、プライドばかり高くて貧弱な知識しかなかったり、書物からの知識はあふれるほど有していても、肝心の治療技術がこころもとない医師はむかしもいまもよくいる。

医師の生涯の知識、技術の八割は医学部を卒業して初期研修医となった二年間で身につくといわれているが、増村先生はこの期間を長野県の佐久総合病院で過ごされた。明朗闊達な性格で、みずから進んで仕事に精励する医師だった。なによりも基本を大事にする増村先生から、すぐに我流に走ろうとするわたしは何度か穏やかに、「基本は大事だよ」と諭されたことがある。

一昨年、九十六歳で大往生を遂げた若月俊一先生が「農民とともに」のスローガンを掲げて大きくしてきた佐久総合病院であったが、増村先生の二年後輩としてわたしが研修医になった時分には医師不足が甚だしく、指導医もほとんどいない状況のもとで研修医も一人前の戦力として日々の診療に駆り出されていた。最も多かったのは脳卒中の患者さんで、この人たちの診断と治療を基本に忠実に正面から受け止めた増村先生は、必然的に脳神経外科、リハビリテーションの方面に興味を示され、より確かな知識、技術を身につけるため大学院へ、米国へと旅に出た。そして、本物の職人である脳神経外科の専門医となり、リハビリテーションの認定医にもなられた。

その先生が、十数年前に開業し、心身の病まで引き受ける「よろず相談所」のような全人的医療を始めた。本書では睡眠の質をはじめとして患者さんのささいな訴えを聴くことの大事さがくり返し強調されているが、それは丁寧に古典的な診察所見をとり、ＣＴやＭＲＩといった最新の診断機器を駆使した診断能力にたけた先生が行き着いた熟練職人としての結論なのだろう。ちょうど、べテランの整備士が新幹線の車輪をハンマーで叩いてその反響の微かな変調を聴き分け、異常の有無をチェックするように。

パニック障害から認知症まで、自身で診断・治療をされた多くの症例が分かりやすく解説されている。経験を真に血肉化できた人の書く文章は例外なく分かりやすいものだが、本書はその典型である。

熟練の医療職人がみずからの内に積み重ねてきた知識、技術をすべて悩める病者のためだけに注ぎ込んでいる様が活写されていて、なんともすがすがしい読後感に満たされる。

神戸大学大学院医学研究科内科系講座精神医学分野教授
神戸大学医学部附属病院副病院長
前田　潔

良医いて町静かなり

増村道雄先生から、2冊目の本を出版することになったので推薦の言葉を書いてほしいと依頼がありました。私は二つ返事でお引き受けしました。日頃、増村先生を尊敬してやまないからです。

「良医いて町静かなり」という言葉があります。増村先生は誠実で、純粋な人です。またタフな人です。当然、しっかりとした医療技術の持ち主でもあります。先生は兵庫県加東市滝野に診療所を開いていますが、先生が診療をしているということだけで地域の人たちがどれだけ安心しているか。加東市を含む北播の人たちは幸せであると思います。

私と増村先生の付き合いは20～25年になります。先生が神戸市須磨区の新須磨病院の脳外科に勤めていて、私がその病院にパート医として診療をしていたとき以来です。患者さんのことで相談するとき、パート医にとって先生は頼りがいのある常勤脳外科医でした。

次の出会いは1987年、米国の首都ワシントン郊外の国立衛生研究所（NIH）でした。ほぼ同時期に米国に留学し、お互い近くに住んでいました。子どもたちが通うワシントンの日本人学校の運動会では、先生と一緒にかけっこにも出ました。先生のおかげで、私の一家の留学生活は楽しいものになりました。

その後、増村先生は1993年に診療所を開きましたが、私は1998年に今の職に就いて、地域の精神科・心療内科の研究会で顔を合わせることとなりました。先生が内科医、脳外科医であることは知っていましたが、地域では心療内科も行っていたのです。それを知ったとき、先生ならそうなるだろうとすぐに納得しました。北播は精神医療・心療内科医療過疎の地です。地域の人々は手軽に相談できる医療機関がないことで困っていました。地域住民からいろいろ相談を受けられる中、必要に迫られてそうした専門性を確立していかれたのでしょう。

あるとき増村先生に、「先生、認知症も診るようにしてください」と言ったことがあります。北播は過疎で高齢化が進んでいます。認知症患者も多く、また認知症患者を診ることのできる医師の少ない地域です。私の専門が認知症なので、増村先生なら認知症を診ることができると考え、頼んだのです。そのときの増村先生の答えは「考えてみます。もう少し待ってください」ということでした。今回の本を見ますと、認知症の話がたくさん入っています。認知症の診療を数多くしておられるようで、私としては喜んでいます。

増村先生と奥様の間にはお子さんが4人おられます。きっと和気あいあいの家庭をつくられていることでしょう。また、増村先生は、今でも毎日診療所近くの山に登って体を鍛えているということです。

好漢増村道雄先生、いつまでもお元気で地域住民のお守りとなってください。

滝野は今日も静かです。

◆まえがき

みなさんは、「プライマリ・ケア」という言葉をご存知でしょうか。プライマリ・ケアとは、言葉通りに訳すなら、初期の手当てです。つまり、かかりつけ医である第一線の医師が、患者さんの症状と経過をつぶさに診て、その原因を突き止め、必要な検査を行って治療方法を考える過程すべてを指します。

私は大学卒業後、内科医として長野県の厚生連佐久総合病院に勤務し、農村部の地域医療について学びました。その後、17年間にわたって神戸大学脳神経外科教室に所属して脳外科医として働き、1993年からは兵庫県加東市で開業医として地域のみなさんの健康増進のため、地域に根ざしたプライマリ・ケアの実践に努めています。

私は、診療所のある地域（兵庫県北播磨地域）の月刊タウン情報紙『ピーネット』に、「ホームズ君の賢い病院のかかり方」というコラムを10年間にわたって連載してきました。具体的な事例を「事件」に見立てて、その事件解決を紹介することを通して、読者のみなさんにプライマリ・ケアの大切さを知っていただこうという趣旨です。本書は、その最近5年分をまとめたもので、1つひとつが、私がかかわってきた実際のケースに基づいたものです。

登場人物のホームズ君は、ロンドンのベーカー街に住むあの名探偵のように、心身の不調を訴える患者さんの依頼を受けると、まず「事件」の概要をていねいに聞き取ります。事件の経過だけではなく、仕事のこと、家族のこと、今までの生活歴まで詳しく検証します。そして症状、つまり犯人の「遺留品」を、その現場に立って、地道に丹念に捜査します。眺め、のぞき、触り、音に耳を澄ます。そして最後に血液検査などの科学的捜査を追加するのです。そのようにして最終的に不調の原因、つまり事件の「真犯人」を突き止め、適切な処置を尽くして事件を「解決」に導く、というわけです。名探偵シャーロック・ホームズの右腕、ワトソン博士も登場しますが、本書では主に、読者の方の理解を深めるため、できる限り患者さんに近い視点に立つ人物になっています。

私の探偵小説好きが高じて、このような物語仕立てになっていますが、先に申し上げた通り、すべて実際の症例に基づいた実話です。「ホームズ君」は、私自身ではありますが、同時に、全国各地域で地道な医療実践を重ねておられる医師の方々の姿でもあるのです。

ところで、私自身も経験しているのですが、病気というものは、本当にさまざまな形をとって現れてくるものです。一般に考えられているように、「ある症状があると、この病気」というような、決まった形での発症の仕方というのは、むしろ少ないように思います。日常生活の中でさまざまな現れ方をする「病気」とは、決して健康の対岸にあるものではありません。むしろ健康と隣り合わせ、あるいは地続きのものなのだということを知っておくことが大切であると思います。そうであるからこそ、少しでも体の不調を覚えたら、すぐに身近なかかりつけ医に相談してください。あなたからの何気ない情報が、あなた自身や、あなたの家族の命を救うのです。

事件解決の「依頼人」であるあなたの相談の中から、かかりつけの各ホームズ君は、解決の糸口を探り出してくれるでしょう。そして、必要に応じて、さらに詳しい検査を勧めたり、専門医を紹介してくれることと思います。本書がみなさんの健康を守るためにお役に立つことができましたら、これ以上の喜びはありません。

最後になりましたが、『ピーネット』のコラムを10年間にわたって読みつづけ、支えてくださった読者の方々に、改めて感謝申し上げたいと思います。

また、『ピーネット』前編集長の内橋麻衣子氏にも連載にあたっていつも励ましていただき、書きつづけるエネルギーをいただきました。ありがとうございました。

佐久総合病院時代の同僚医師の1人で、芥川賞作家でもある南木佳士氏からは、格調の高い文章で、心暖かな序文をいただきました。感謝申し上げます。

「心のケア」の講習会や研究会のときに懇切丁寧にアドバイスをいただいていた神戸大学教授の前田潔先生には心和む、温かい、そして身に余る推薦のお言葉をいただきました。感謝いたします。

北大路書房の柏原隆宏氏には、出版にあたってさまざまなご指導をいただきました。心から感謝申し上げます。

2008年6月

増村道雄

もくじ

序文　医師という職人（南木佳士）
良医いて町静かなり（前田　潔）
まえがき

■こころの話
恐怖のめまいと血圧上昇…たび重なる入院事件　2
疲れ果てて涙にむせぶ女性の謎　5
円形脱毛症が治った！　8
繰り返し襲う死の恐怖の謎を解く　11
パニック発作事件の解決法　15
食事に悩みを持つ若い女性事件　18
落ち着かず、集中力も無くした女性の謎を解く　21
階段が昇れない理由を推理せよ！　24

人前でしゃべる時、声が震える人たちへの福音　28
頑固な便秘で食欲を失った青年の深層心理とは？　31
高齢者のうつ病にご注意を　35
7病院10科で診療を受けても治らない「病気」の謎を解く　38
毎日のように電話で不安を訴える女性救出事件　41
焦燥感漂う白髪の老紳士事件　44
「希望」がもたらした難事件の解決　47
＊コラム　プライマリ・ケア　50

■脳の話

アルツハイマー病ってどんな病気？ ①　52
アルツハイマー病ってどんな病気？ ②　55
アルツハイマー病ってどんな病気？ ③　58
アルツハイマー病ってどんな病気？ ④　61
認知症患者の小さな変化を見逃すな事件　64

数字が読めない！　67
言葉が全く出てこない!!　70
繰り返す頭部打撲事件の謎　73
パーキンソン氏病って知ってますか？　76
良薬に隠れた思わぬ副作用を見逃すな事件　79
驚異の超迅速治療＝ガンマナイフ　83
脳卒中を見破れ！　86
いつも微笑みを忘れない女性が教えてくれた若さの秘密　89
脳卒中…決して高齢者の病気ではないんだよ事件　92
＊コラム　私の専門——脳神経外科　95

■からだの話

片頭痛って、どういう頭痛？　98
「頭が痛い」…子どもの叫びを見逃すな事件　101
突然の顔面マヒを推理する　105

遠近感がわからない！　108
急性肺炎と大腿骨骨折…次々と襲う病魔を克服した力とは？　111
薬の飲み合わせにはくれぐれもご注意を　114
打撲の後の呼吸困難を推理する　117
原因不明の発熱・全身衰弱の謎を解く　120
メタボリックシンドロームって知ってますか？　123
メタボリックシンドロームは克服できる！　126
禁煙の決意を　130
健康な若い母親を襲った食欲低下を推理する　133
急激な原因不明の「やせ」事件　136
長期の胸痛の謎を解く　139
超スピード時代の椎間板ヘルニア手術　142
胆石症の手術治療が3日ですんだ!?　145
切り取ったらガンだった事件　148
PET検査って何ですか？　151
決意と希望が導いた病からの生還〈事件編〉　154
決意と希望が導いた病からの生還〈解決編〉　157

早期発見・早期治療に導く賢い患者術　160
＊コラム　全人医療　164

■よもやま話

パディントン駅の急病人事件　166
北播磨中学生の救急救命講座「いのちの教育」　170
不登校やニートに理解を　173
ずっと、そばに居続ける気持ちで…　176
「健康のよろず相談所」をめざして　180
＊コラム　地域医療　183

わがホームズ探偵事務所には、きょうもさまざまな「依頼人」が相談に訪れる。
これからご紹介する数々の「事件」。あなたも心当たりはないだろうか？

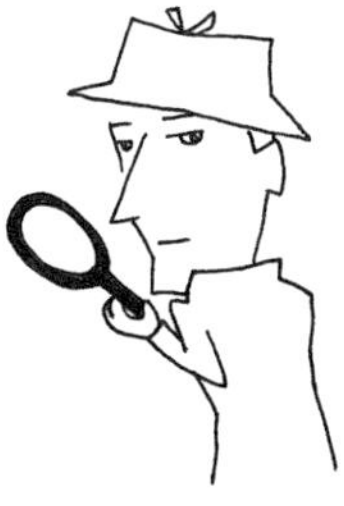

こころの話

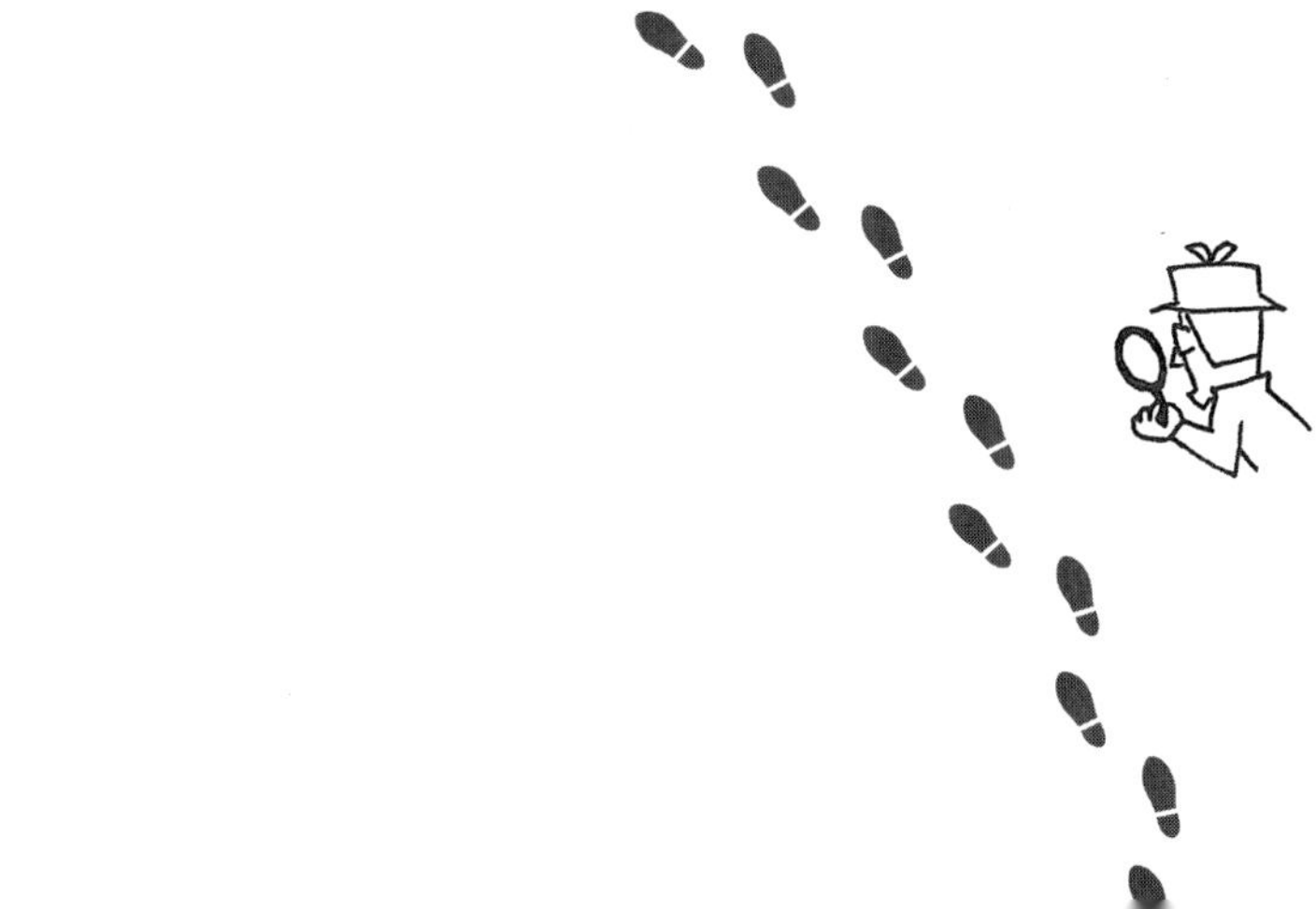

恐怖のめまいと血圧上昇…たび重なる入院事件

今回は、はるばる遠方から相談にみえた、Aさん（58歳・女性）のケースを紹介しよう。そもそも遠方から相談にみえることからして、読者のみなさんも「これは難事件らしい」とお考えのことと思う。実際のところ、確かに奇怪な事件ではあった。

事のあらましは、こうである。それは秋もたけなわ、空が青く澄み渡ったある朝のこと。Aさんは突然強いめまいに襲われた。それも月並みのめまいではなく、大きな揺れの中で身体ごと翻弄され続けるような、恐怖感を伴うものだったのである。

恐怖の重圧に打ちひしがれながら、R総合病院耳鼻科を訪ねたAさんは、そこでしばらく入院となった。左の三半規管が少し悪いという診断のもと、点滴治療と服薬で、あの忌まわしいめまいから徐々に解放されていったのだが、ホッとしたのも束の間のことだった。夜になると、病院にいるとわかっていてもなぜか言いようのない不安を感じて眠りにつけず、血圧も180を超えて200にも達するという困った事態に陥ったのである。

どうにか、めまい発作が落ち着いてR病院を退院したAさんだったが、その後1週間も経たないうちに、再びめまいととんでもない血圧上昇のため、今度はT総合病院に入院となってしまった。その上、T病院内科で受けた手足の血圧測定機を使った動脈硬化の診断では、「90歳代の動脈硬化」

と判定されたのだった。

しかし、検査結果の説明だけで治療も生活上の指導もなかったことが、Aさんの不安を増幅させてしまった。首や左手のしびれまで現れ始めたAさんは、「脳の血管が詰まるのではないか」という考えにとりつかれてしまったのだ。そのためか、またも突発的に血圧が上がるという、悪循環の迷路に迷い込んでいったのである。

結局、1か月間の入院生活の後、ようやく退院したその夜に、またしてもめまいと高血圧とで再入院。Aさんが家に戻れたのは、さらに半月間も病院で過ごしてからのことだった。


長い話を終えてもなお不安と恐怖とで固い表情のAさんに、ワトソン君がまず声をかけた。

「2か月間に3回の入院……大層お困りでしょう。Aさん、ところでお薬はしっかりと飲んでおられたのでしょうね」

長い経過の中で快方に向かう兆しもないのでは、全く治療していなかったと考えるしかない……。そんなワトソン君の意見は冷たいように聞こえるが、その場の空気の中では、あながち理不尽とも言えなかった。

「ええ、しっかりとお薬は飲んでいます」

困惑の色を浮かべながらAさんが答えた。ワトソン君はAさんから薬を受け取り、「耳鼻科からのめまい止め2種類と、内科から高血圧治療薬2種類、精神安定剤、薬が多いからと胃腸薬、婦人科からは更年期障害の薬2種類。こんなにたくさんのお薬を飲んでいるのに良くならない……。不思議だね、ホームズ君」と言葉をついだ。

2人のやりとりを聞いていたホームズ君が、Aさんの眼を見つめながらゆっくりと口を開いた。

「Aさん、あなたを苦境から救う手がかりとなる治療薬は、たった1粒の抗不安薬です。しつこいめまいも、突発的な高血圧も、実は不安感がその源になってしまっているのです。しばらく私の差し上げる1粒のお薬を毎日服用してください」


1か月後、再び顔を見せたAさんの表情は、明るく輝いていた。

「嘘のように高血圧発作がなくなったんです。めまいも最近はありません」

ワトソン君が安堵の笑みを見せて言った。

「専門家が、それぞれ一生懸命に身体の各部分を治していても、扇の要になって『心』まで支える人がいなかった、ということなんだね」

紀元前4世紀、ギリシャの哲学者プラトンは「心の面を忘れてからだの病気を治せるものではない」と言っている。21世紀、ストレスの多いこの現代にも通じる、意味深い言葉ではないだろうか。

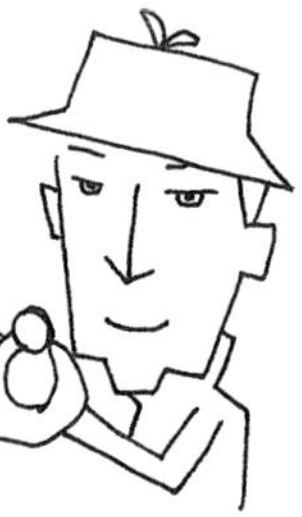

疲れ果て涙にむせぶ女性の謎!?

不安感がある。ただそれだけで、身体にさまざまな症状が起こる……。こんな経験はないだろうか。そのような時は当然のこととして、身体に起きている症状を治すだけでは根本的な治療にはならない。症状の源となっている不安や、時によっては恐怖心を癒やすことが肝心なのだ。

では、検査データ重視の現代医学の視点では、不安から起こる身体の症状に対し、仮に検査結果が正常となった場合どうなるだろう。医師から「大丈夫ですよ。検査結果は正常でしたから」と説明されても、治っていない症状を抱えて病人が途方に暮れてしまうという事態も起きかねないのである。

哲学者プラトンは言う。「医師たちが人間の全体を無視しているために、治す術を知らない病気は少なくない。医師が人間のからだを心から引き離してしまったことは、今日の医学における大きな誤りである」。紀元前4世紀のこの言葉は、現代でも生きている。

Bさん（40歳・女性）が、ホームズ事務所を訪ねてきたのは、もう1年半も動悸やめまいで苦しんできたためだった。特にこの2か月ほどは、ひどいめまいで仕事にも行けず、それに伴って四六時中、じっとしていても疲労感がつきまとうようになってしまったのだった。

「どうされました？」

ホームズ君が一言尋ねただけで、Bさんはこらえきれなくなって泣き出してしまった。ワトソン君が「おやおや……」といった表情でハンカチを手渡した。ホームズ君の問いかけに涙をぬぐいながら、途切れ途切れに答えるBさん。その話から、友人関係や職場の人間関係につらい問題を抱えていること、生家でも心配事が起きていることなどが浮かび上がってきた。

「でも、ホームズ君」

ワトソン君が、話を引き取って口を開いた。

「多かれ少なかれ、誰もが身の回りで経験していることばかりだね。必ずしも病院に行かなくてはならない、ということはないのではないかい？」

「ワトソン君、君の考えも参考にはなるね。しかし、だからこそ、ホームズ事務所を訪ねてきた、その謎から解き明かす必要があるね」

そう言うとホームズ君は、Bさんの目を見つめながら尋ね始めた。

「そのドキドキするという動悸ですが……。もしかしてそれは、じっとしていたら何かが起こって死んでしまうというような、途方もない恐怖心を伴うものではないですか？」

その問いかけに、Bさんは黙ってうなずいた。そして「その恐怖は、車の運転中やスーパーでの買物中でも、場所も時間も問わず突然起きるのです……」と、表情を固くして答えたのだった。

「でもBさん、それだけではないでしょう。この1年半という長い間、何か所も病院を訪ねたのではないですか……？」

「ええ」と言って、再び流れる涙を押さえながら、Bさんは話を続けた。

一昨年の暮れはB病院の内科。身体に異常はないと言われ、安定剤をもらった。昨年の秋はB病院の耳鼻科。ここでも異常なしと言われたが、そうこうしているうちにめまいで立ち上がれなくなり、C病院の耳鼻科へ救急車で搬送。薬をもらって落ち着いたが、今年の2月、またもめまいでC病院を再受診。内科で調べてもらいたかったのに治療歴があるから……と耳鼻科へ回された。薬をもらっているのに治らない。

「ホームズ君、まさにプラトンの言う通りだね。身体の症状だけを抑えこもうとしても、癒やされない……」

「そうなんだ、ワトソン君。Bさんの症状は、典型的なパニック発作なんだ。パニック障害の特効薬で、短期間にコントロールできるんだよ」

しかし、身体と心を引き離してしまっているのは、果たして「医師たち」だけなのだろうか。人間の全体を無視しているために治す機会を失ってはならない。心のケアを受けるため、精神科や心療内科を利用するのをためらうことはない。それがまさに、賢い病院のかかり方だと思うのだが……。

円形脱毛症が治った!?

Cさん（40歳・女性）の悩みの種。それは、脱毛症だった。

最近、左後頭部のはげが広がり、直径10㎝くらいになった。それだけではない。他にも親指の頭くらいの大きさは優にあろうと思われるはげが両側の後頭部に、それぞれ3か所ずつある。それらも徐々に大きくなり、数も増えてきていたのだった。

今はまだ長い髪に覆われているため人目に触れずにすんでいるが、もしもこれがどんどん広がり、おかっぱ頭の下半分がすっかりはげ上がったようになってしまったら……。不安が、いつの間にか心の底に澱のように淀み、それだけでも気の重い日々が続いていたのである。

そんなCさんが、ホームズ探偵事務所の扉を叩いたのは、ある年の秋口。夏の暑さの名残りだろう、夜中にも下がり切らなかった気温が、夜明けとともに再びみるみる上がっていく。風にそよぐ木々の葉も、喘いでいるように見える9月中旬のことだった。

「Cさんには悪いけれど、すごい脱毛だね。はげの部分は1本も毛がはえていない。どうして部分的にすっかり抜け落ちるんだろう」。ワトソン君がホームズ君に尋ねた。

「うん。その機序は解明されていないんだよ。しかし円形脱毛症のような、身体の病気であっても心と深く関連を持つ病気は、特に心身症と呼ばれているんだ。心身症には、過敏性腸症候群、胃十二指腸潰瘍、片頭痛などがあるが、他にももっとポピュラーな病気……喘息、高血圧、心筋梗塞、糖尿病、アトピー性皮膚炎、更年期障害などの一部も、心と関連が深い心身症であると言われているんだ」

「Cさんにも、心理的・社会的な要因（＝ストレッサー）があるんだろうか」

引き続いて、詳しく経過を話していただいた。

もう数年も前から、人込みに入るとなぜか不安になって動悸がする、高速道路上を運転していると急に冷汗がたくさん出てくる、トンネルの中を運転することができないということ。過呼吸発作で病院に救急受診したこと。5年間に2人の近親者が病気で亡くなったこと等々が明らかになった。その上、最近職場の人間関係がうまくいかず、ここ1か月間、電話が鳴るだけでドキッとして身構えてしまうということだった。

「これだけのストレスに直面していた間に円形脱毛症が進行した、というわけか。ホームズ君」

「そうなんだ、ワトソン君。心身症は身体の病気だから、まず十分に身体医学的な治療が施されなくてはならない。しかしそれと同時に、緊張、抑うつ、不安といった心の症状を伴うことが多いため、抗不安薬や抗うつ剤の投与が有効なんだ」

「家族や周囲の人は、どう対応すればいいんだろう」

「家族の対応はかなり大きい影響がある。過保護や干渉のしすぎはよくないんだ。お母さんがうつ病になって寝込んでしまい、それまで毎日続けていた息子さんのアトピー治療のスキンケアができなくなった。そのとたん、息子さんのアトピーが治ってしまった……という話もあるようにね」


Cさんは、脱毛部分にステロイドローションを使いながら、パニック障害にはSSRIという抗うつ剤の一種を、そして動悸などの不安症状には抗不安薬を服用することになった。すると、約6か月で不安感から解放された。それと同時期に、円形脱毛症がすっかり完治したのだった。


1か月後、Cさんは明るい笑顔で言った。

「ホームズさん、私、高速道路をO市まで運転して行って来れたんです。トンネルも全く恐くなかったんですよ」

最初に会った時とは、別人のような笑顔だった。

繰り返し襲う死の恐怖の謎を解く!?

Aさん（27歳・男性）が突然不可解な状況に陥ってしまったのは、まだ暑さが残るある年の9月のことだった。

その日Aさんは、出先からの帰り道に昼食をとった後、急にお腹が痛くなった。下腹部のあちこちに張ったような不快な感じがしたと思う間もなく、便意を催してトイレに立った。すると、思いもかけずチョコレート色の血便だったのである。

不安がちらっと頭をよぎったが、ぐずぐずしてはいられない。急いで家へ帰ろうと車を走らせているうちに、今度は動悸がし始めた。「何ということだ。とんでもないことになったものだ」。そうしたいら立ちや焦りからか、徐々に冷汗も出てくる。どうやら頭のほうから血の気も引いてきた。このままでは死んでしまうのではないかという不安に駆られ、とうとう車を道端に停めて救急車を呼んだ。冷汗と、動悸と、不安に押し潰されそうになった時、ようやく救急車が到着した。とりあえず近くの病院に入院できることになり、ようやくAさんは少し安心できたのだった。

1週間の入院の間に、胃内視鏡、大腸内視鏡、腹部エコー、腹部CT（コンピューター断層写真）、心電図、胸部X線写真を撮ったが、すべて正常であった。手足のしびれもあったため頭部MRI（磁気共鳴画像）も撮影したが、それも正常だった。

そうしているうちに体の調子も戻り始め、だいぶん自信も回復したAさんは、めでたく退院となったのだが……。

入院中に見つかった高血圧症を治療するだけと言われて帰宅したAさんを、2度目の事件が襲ったのは退院後わずか1週間目のことだったのである。

今度は、前回と違って何の前触れもなかった。会社での仕事中、机を前にして立ち上がった時、突然強いめまいに襲われたのだ。その上、前回味わったのと同じような、強い死の恐怖を感じたのである。しばらく椅子に座って心を落ち着け、めまいが軽くなったのを見計らって病院で受診したが、やはり血圧の治療をされただけだった。

困り果てたAさんは、不安な日々を数か月間過ごした後、転勤に伴う転居をきっかけに、ホームズ探偵事務所に足を運んだのだった。

「恐ろしい経験をされましたね。つらかったでしょう」。Aさんの長い経過の話を聞いて、ワトソン君が口火を切った。

「Aさんの事件で特徴的なのは、死ぬかもしれないという恐怖感、言葉を変えれば、強い恐怖を伴う不安発作があることなんです」

ホームズ君が、ゆっくりとAさんのほうを向いて口を開いた。

「おそらく高血圧症も、不安発作を予防すれば自然と治ってくるでしょう。それにしても、さまざまな検査が正常であった入院中に、Aさんの『死の恐怖』に注目する医師が1人でもいたら……。おそらく、こんなに長い期間を必要とせず、病気は治っていたと思うんですが……」

ホームズ君は同情の思いを込めてそう言った。さらに、Aさんのように強い不安発作を繰り返す状態をパニック障害と呼ぶことを説明した。そして、治療にはSSRIという抗うつ剤の一種と、抗不安薬が使われること。薬を服用して数週間で、すっかり症状が取り去られることをAさんに納得してもらった。

ホームズ君の推理通り、Aさんの恐ろしい発作は治まり、高血圧症の薬を飲まなくても血圧は正常に落ち着いていったのだった。

「ワトソン君、パニック障害は、一般に言われている『パニックになる』という状況とは全く異なり、れっきとした病気なんだよ。脳の中で信号を送る『伝達物質』が不足して起こるということまでわかっているんだ」

「要は、かかりつけ医がこの病気を理解して、どう治療するかが鍵になるんだね。ホームズ君」

今日も事件解決の後、2人の語らいは続いていた。

なお、ここでSSRIについて一言。この薬は、主にうつ病や不安障害の治療に用いられ、抑うつ気分の改善、不安感の解消など、非常に高い効果が期待できる。副作用は飲み始めに消化器症状が出るが、1~2週間で消失する。しかし一方で、若年者では決して多いわけではないが、18歳以下の大うつ病の患者さんでは自殺の危険があるとされている。また、急に中断すると、頭痛やめまいが起こることがある。かかりつけ医の説明をよく聞いて服用するようにしよう。

パニック発作事件の解決法!?

S・Kさん（48歳）は、本来は明るい朗らかなお母さんだった。5年前のあの事件さえなければ……。

事件？　そう、それは青天の霹靂だった。友だちとの食事中、急に後ろへ倒れそうになったのだった。

驚きとともに一瞬恐怖が頭をよぎったと思うと、それはたちまち癒えにくい心の傷になってしまったようだ。その時からSさんは、車の運転にも支障をきたすようになったのである。車で渋滞にさしかかると息苦しくなったり、動悸が起こるようになってきた。長いトンネルだと、たとえご主人が助手席にいてくれても動悸が止まらない。3車線の中央車線を走る時も同じことが起きた。こんなことは、あの事件の前には一度も感じたことがなかったのに……。

Sさんは、すっかり気持ちが滅入ってしまった。日常生活に気持ちが入らない。意識的に呼吸しないと、空気が吸い込めない感じすら覚える。「何なんだろうこれは……」。とまどうことばかりだったのである。

悪い時には悪いことが重なるものだ。4年後のある日、今度は電車に乗っていて突然気を失いかけるという、新たな病魔に襲われたのである。それからは電車にも乗れなくなり、その上、人前で話をする場面では、不安や時に恐怖すら感じるという対人恐怖症も自覚するようになってしまった。もうこの頃になると、自信も喪失し、とうとう家の中にひきこもるようになってしまったのである。もちろんSさんは、Sさんなりに努力はした。この5年間、4軒の心療内科クリニックの門を叩き、治療に期待をかけてきたのだった。

最初の心療内科クリニックでは、緩い精神安定剤が処方されただけだった。当然のように頑固で苦しい症状はどれも改善されなかった。

2番目のクリニックでは8種類もの薬が次々と処方された。しかし、効果的とされる最新の抗うつ剤を飲んだ時、身体中がしびれるという経験をして、治療を中断せざるを得なくなった。

3番目と4番目の心療内科では、それぞれ最新の抗うつ剤を嘔吐してしまい、治療が続けられなかったのである。

「ホームズ君、今回は難事件だね。まるでSさんの心も身体も、いわゆる拒否反応とでもいうのか……救いの手を拒絶しているみたいだ」

「いや、ワトソン君、僕にはそうは見えていないんだよ。探偵－依頼者、医師－患者関係というのは共通点がある。一言でいえば相性……とでもいうのかね」

「と、いうと？」

「つまり、薬だけで治しているわけでは決してないっていうことさ。薬はあくまでも手段であって最終目的ではない。そこに良い人間関係=信頼関係があってこそ、初めて薬も効果を発揮するんだよ」

ホームズ事務所ではSさんに、できるだけ長い時間をかけて気持ちの細部まで話していただくことにした。1日目の長い面談の後、服用するよう処方されたのは、抗不安薬が1錠だけだった。するとと翌日には、Sさんの表現を借りると「呼吸をするって、こんなに楽なことなのか」と実感できた。

1か月後、父兄会の席で幹事役として話をした時、全くあがらずに済んだ。

4か月後、長いトンネルを1人で運転して通りぬけることができた。

そして1年経った現在、生き生きとした表情で近況を報告してくれている。

「薬が飲めなければ、飲めないなりに治療ができるということを初めて知ったよ、ホームズ君」

「そう、良い人間関係を築いて、強い信頼を得ること。それが、最小限の薬でも効果が得られる秘訣なんだよ」

難事件解決の余韻を楽しむかのように、ホームズ君はソファーにもたれ、目を閉じたのだった。

!? 食事に悩みを持つ若い女性事件

1980年代後半、アメリカの精神科医ガーフィンケルは「アメリカ国内の若い女性1000名中、拒食症1名、過食症3名、計4名の摂食障害患者が存在する」というセンセーショナルな調査結果を報告した。

日本でも厚生労働省の摂食障害研究班の調査によると、摂食障害患者は1993年には人口10万人あたり4・9人だったが、1998年には同18・5人と約4倍に急増。その数は現在ますます増加の一途をたどっている。

Aさん（17歳・女性）の場合……。

健康で朗らかな中学生だったAさん。ところが3年生の時に、突然変調の徴候は始まった。クラブ活動をして帰宅すると、空腹なのになぜか「食べると太ってしまう」という思いが強くなり、食事がとれなくなってしまったのだ。さらに受験前の忙しい時期に入ると、勉強のストレスもあって全くといってよいほど食べられなくなり、体重も50㎏台から中学卒業時には40㎏までになってしまった。その上、生理も止まってしまったのだ。

高校生になって、環境の変化と同時に徐々に食事がとれるようになり、快活さを取り戻していったのだが……。

しかしある時、ほんの些細なことが発端となって、クラスの中でいじめにあうという思ってもみなかった事態に遭遇してしまう。

すると、それを契機に今度は、夜中にむちゃ食いをするようになってしまったのだ。最初は一種の気晴らしだった。だが食事量はどんどん増え、最近ではパン、スナック菓子、おにぎりなどをペットボトルの飲料で短時間にお腹に詰め込むようになってしまったのだった。

お母さんに連れられてホームズ事務所を訪ねてきたAさんの深刻な悩みを聞いて、ホームズ君は「Aさん、それはつらいね。過食した後は自己嫌悪に陥って余計につらくなるんだよね」と同情の気持ちを込めて声をかけた。

家族構成やAさんが小さい時からかかった病気の話を、主にお母さんに聞くと「お母さん、よくわかりました。後はお引き受けしましたから、しばらく待合室でお待ちください」と言って、Aさんだけに応接室に残ってもらった。何の話が始まるんだろうと緊張するAさん。しかし後の十数分間、ホームズ君は学校のクラブ活動や好きな先輩の話、よく悩みごとを聞いてもらうお姉さんの話などを聞くと、その日の面談を終え、抗うつ剤（SSRI）を持ち帰ってもらった。

「こんな世間話でいいのかい？　ホームズ君」

「過食で困っている本人の大変さを理解し、支持することが大切なんだ。最初に部屋に入ってきた時のAさんの表情を覚えているだろう。帰り際、また会おうねと言った時の笑顔は全く別人のようだった。これが治療の第一歩なんだよ」

3週間後。友人ができて学校が楽しくなった。

4週間後。クラブ活動の様子を話してくれた。いい先輩に恵まれているようだ。

2か月後。日常生活が規則正しくなり睡眠が十分とれるようになった。運動もできるし、以前のようなだるさもなくなった。そんな経過の中で過食も起きなくなっていき、薬も中止になった。目的を持って学生生活を送るようになると同時に、過食が影をひそめたのだ。

「Aさんの場合はうまくいったけど、実は摂食障害に悩む人たちの中には、強迫性障害やうつ病を合併するなど、治療が難しい人も多いんだ。不安感や恐怖感のために、薬を飲めない人も少なくない。薬が飲めなくても、病状が良くならなくても相談に来られる方もいる。そうした人には、ただ話し相手、相談相手になるのも大切な治療なんだ」

「ホームズ君、そもそも外見だけで人を評価する風潮や、太っているのはよくないという誤った価値観がストレスをつくり上げているんだね」

「その通り。ひとりで思い悩んでいることはない。拒食症も過食症も、治療が必要な心の病気であると認識することが、回復の第一歩なんだ」

!? 落ち着かず、集中力も無くした女性の謎を解く

Oさん（74歳・女性）は1年前、右目の白内障手術の時に不安が高じて眠れないという体験をしていた。心配性とよく世間で言うが、確かに自分はそうなんだなと普段から思ってはいた。が、今回は違った。

きっかけは、3か月くらい前に眼科で受けたレーザー治療だった。手術の結果、医師からは「うまくいってますよ」と説明を受けていたのに、不思議と自分ではよく見えるようになったとは思えない。横になっていると見えるのに、朝起き出して新聞やテレビを見ようとすると、ボンヤリとしか見えないのだ。

さらに最近では、物が見えにくいことへの不安は、目が全く見えなくなるのではないかという、たとえようもない恐怖感にまで膨れあがってきている。不安や恐怖と隣り合わせで過ごす毎日で、神経が張り詰め通しのために疲れ切り、そのくせ眠れない日が続いた。

そんな時、庭で青々と繁っていた松の木が枯れ始めた。「庭の松の木が枯れると、その家の人が不幸になる」という根も葉もない言葉にショックを受け、家にこもったまま外へ出られないという、極限状態にまで落ち込んでしまったのだった。

ホームズ事務所にご主人と相談にみえたOさんは、肘掛け椅子に座った時から、そうしておかな

いと倒れてしまうかのように、隣に座るご主人の左腕をしっかり握りしめている。

近頃のOさんは、物事の判断はできないし、夜部屋の電灯を消し忘れることも多くなるなど、ひとりでは何もできなくなってしまっているという。心配した眼科の先生が、心のケアを受けるようにと紹介してくださったのがきっかけで、今日ようやく相談に来られたというわけだった。


「Oさん。先のことをいろいろ心配したり不安に思うのは、誰にもあることですよ」。ワトソン君がホームズ君と目を合わせ、同意を求めるように声をかけた。

「よく言う取り越し苦労といったところかもしれないね。しかし、それでは毎日がつらいですね」とねぎらいながら、ホームズ君が口を開いた。

Oさんは、まだご主人の腕にすがったままだ。心配しながら事のなりゆきを見ているという感じで、視線は落ち着きなく動き、目の光も失っている。心ここにあらずという様子である。

「こういう状態を全般性不安障害というんですよ、Oさん」。ホームズ君がゆっくりとした口調で説明を始めた。

たとえば、会社が倒産したらどうしよう、子どもが交通事故にあったのではないか、自分は重い病気にかかっているのではないか、と日常のことについて次々に不安に思うことを、専門用語で「予期憂慮」という。

さらに、そのために外出できないとか、人に会いたくないというように「うつ状態」に陥ったり、日常生活に支障をきたすようになると、これは病気として治療の対象になる。しかし抗不安薬という薬がよく効くため、生活に支障のないところまでは、割合早く回復できる。

「Oさん、そう心配することはないですよ」。ホームズ君の言葉に、Oさんの目元が少し緩んだように見えた。

その言葉通り、Oさんは半月で食欲が回復し、1か月半で家事も仕事もできるようになった。3か月で「おかげさまで自信が回復しました」と微笑みながら話す、別人のようなOさんになった。

「ワトソン君。この全般性不安障害には、実は大事な別の面がある。頭痛や震え、動悸、息苦しさ、頻尿、下痢、疲れやすさ、不眠、食欲不振など身体の症状が多いことなんだ。そのために実際の患者さんは、内科などの一般身体科を受診するケースが大部分なんだよ」

「なるほど。患者さんも、そして医療機関も、この事実はよく知っておくべきだね」

アメリカでは、生涯にかかる有病率は5％と高く、40歳以上の女性の10％がかかる可能性があるといわれている。しっかり覚えておきたい心の病気の1つである。

!? 階段が昇れない理由を推理せよ!

今回もまた、怪奇な事件の話をお届けしよう。

Fさん（39歳・女性）が、階段を昇ることができなくなってから、もう8か月になる。とは言っても、手足にマヒがあるわけではない。平らな所はきわめて普通に、何ら支障なく歩けるのだ。また、足腰に痛みがあるわけでもない。毎朝の体操がここ何年もの日課だが、「その場跳び」もしっかりできる。「腰の屈伸」をしても痛みを感じることはない。

それなのに、階段を昇れない。階段に近づくと急に歩幅が小さくなり、最初の1段の手前になると、とたんに足踏み状態になるのである。家庭内でも職場でもどこへ行っても階段のない所はない。昇り降りができないということは、どんなに不便なことだろう。

もちろんFさんは、この半年以上、治療を求めてさまざまな病院を訪ね歩いた。

まずA整形外科医院を訪ねてみた。そこでは診察の後、数枚の足腰のX線写真撮影を受け、筋肉弛緩剤を手渡された。しかし、薬を飲んでも効果は現れなかった。

次に相談に出かけたのはB総合病院神経内科だった。入念な診察の後、頚部CT、MRI、MRA（磁気共鳴血管撮影）、頚椎MRI等々の検査を受けたが、幸いどれも正常であった。

しかし、「正常であったから、治療薬は出なかった」という事態は、正常であっても「次は治療を」

と願うFさんの期待に反したことだった。

右往左往して困り果てているFさんを見て、友人が救いの手をさしのべてくれたのは、例年より寒気が厳しい2月の中旬、階段を昇れなくなってから7か月半にもなっていた頃だった。

その救いの手とは……。

「B総合病院のK副院長先生に診てもらえば？　よく話を聞いてくれるよ」

悲嘆に暮れていたFさんは、藁にもすがる思いでK先生を訪ねたのだった。


「足腰が健康なのに階段を昇れない……。ホームズ君、どこか推理小説でも読んでいるような話だね」

「うん、確かに。K先生からの依頼書は先に目を通させてもらったよ。その手紙の中に大きなヒントが書かれているんだが、君には読みとれるかな？　ワトソン君」

「よし、挑戦してみよう。どれどれ……」

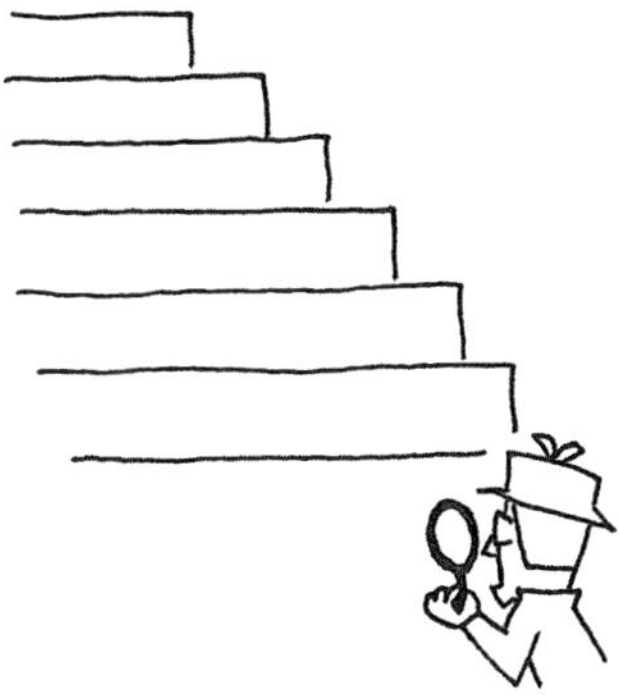

〈K先生からの手紙〉

「○年○月に階段で転倒。その後、階段のみならず、段差があると足が出なくなるそうです。頭部MRI、MRAは正常です。最近は人込みの中では落ち着かず、精神的に参っておられるようです。ホームズ君流の推理をよろしく」

「うーん、階段で転倒って書いてあるね。ホームズ君、これは何か関係あるのかな？」

「さすがワトソン君。着眼点は良いようだよ。慧眼のK先生もよくお話を聞かれて、すでに関連性を考えておられるようだ。ところでFさん」

ホームズ君はFさんを見つめて、いくつかの質問を始めた。

ものの数分間の話の中で、苦悩の渦中にいるFさんの心の闇が少し明らかになった。

それは、生来他人の注目を浴びることに不安や恐怖を感じること。階段で転倒、転落した出来事が心の傷として残ってしまったこと。そのために以前より増して、外出に不安感と恐怖感を伴うようになったこと、等々であった。

そこでホームズ君は、抗不安薬とSSRIをFさんに処方し「大丈夫、良くなりますよ」と励ましたのだった。

すると薬を服用して2日目、あんなに苦しんでいた階段の昇り降りができるようになった。それからほどなくFさんは、以前の明るい気持ちを久しぶりに取り戻すことができたのだった。

「ワトソン君。Fさんの場合は階段だったが、他にも嵐のような自然環境、高所、注射、トンネル、エレベーター等々、特別な状況下で過剰な不安や恐怖が出現することがある。さまざまな不安障害の中で『特定の恐怖症』と分類される病気なんだ」

「実にいろいろなことが起こるものだね。不安感という感情に支配されただけで……」

コーヒーのかぐわしい香りに包まれながら、2人は怪事件解決の余韻に浸っていた。

人前でしゃべる時、声が震える人たちへの福音

Qさん（27歳）は、活発な、物おじしない女の子だった。

そう。「だった」のである。あの日の出来事がなければ、何の陰りもない人生を送っていたかもしれない。

それは、高校2年生の現代国語の授業中に起きた。校庭の桜並木の緑の葉がゆらゆらと風に揺れては、またひとしきり静寂があたりを支配する。教室の掛け時計が「カチ、カチ」と秒針の刻む音を響かせる、のどかな初夏の昼前だった。

Qさんは、高村光太郎の詩「道程」の朗読を指名された。文章を書くのも読むのも大好きな上に、きちんと予習もしてあった。勢い良く立ち上がったQさんは、よく通る透きとおった声で、心を込めてその詩を読み始めたのだった。

ところが……。突然、声が震え出すという予想外の事態が、Qさんを襲ったのだ。「シーン」とした教室内の空気が、突如としてQさんの全身の皮膚を刺した。

「何これは？　どうしたの？」

一瞬冷たいものが胸から頭のほうに上がった後、頭が真っ白になった感覚の中で文字も見えにくくなってしまった。突然の長い沈黙に、クラス全員の目が集中した。困惑顔の教師が「どうした？」

と先をうながしても、Qさんの声は全く出てこなかったのである。

元来は目立ちたがり屋で自信家だったQさんは、その事件をきっかけにすっかり変わってしまった。教室で先生の質問に答えたり、教科書を声を出して読んだりすることが、一切できなくなったのである。

つらい青春時代を過ごしたQさんだったが、さまざまな困難を克服しプログラマーとして働くようになった最近も、何かストレスがあると、過度の緊張のあまり仕事中にも手が震えることがある。とうとう思い余って、ホームズ事務所を訪れることにしたのだった。


「ワトソン君。君は人前でしゃべる時、上がってしまうことは、あまりないようだね」

「ま、そのようだね。それが、何か？」

「いや。僕は、人前で上がったり、声が震えたり、手足が震えたりっていう人のほうに共感を覚えるからさ。ナイーブ（繊細）だなってね」

「それじゃ、まるで僕が鈍感で、人間らしくないとでもいうような口ぶりだね」

「そこまでは言ってない。考え過ぎだよ。でも世の中には、そうした繊細さゆえに困っている人たちも多いんだよ。つまり、人前で注目されたり、恥をかくことを極端に恐れる。そのため、人の視線を感じる所で発言したり、朗読したり、字を書いたり、食事をしたりする時に強い不安感を感じ、赤面、動悸、震えなど身体症状が出現する。その上、そうしたことが自分の性格のために起こると思って悩んだり、ついには人前に出ることを避けたり、ひきこもったりするようになってしまう。そんなことすら起きるんだ」

「それは気の毒だね」

「そう。しかも本人は、そのような恐怖感や不安が、常軌を逸していると考えているんだ。それなのに、心の底から沸き上がってきて止められないんだ」

「ふーん……」

「そこで、これまで何度か紹介した抗うつ剤のＳＳＲＩをＱさんにも使ってもらおうと思うんだ」

「そうだね、ぜひ使ってもらおうよ」


効果はすぐに現れた。Ｑさんは薬を飲み始めて1か月も経つか経たないうちに、緊張もとれ、手も震えなくなったのだった。

顔が赤くなったりどもったりするために人に会うのが苦手、人前で字を書くと震える、授業中にお腹が鳴る、汗をかく、トイレに頻繁に行く等々……。今までは性格と思われていた、さまざまな症状で悩んでいるみなさん。その症状は治療できる病気なのだ。ぜひ精神科、心療内科へ相談に出かけられることをお勧めしたい。

‼? 頑固な便秘で食欲を失った青年の深層心理とは?

ノーネクタイ、白いYシャツという涼やかないでたちでFさん（27歳・男性）が相談にみえたのは、梅雨の湿った空気がどんよりと部屋の中に立ちこめているような、蒸し暑い日の午後だった。一見したところ颯爽とした雰囲気のFさんの悩みは、しかし深刻なものだった。1週間前から気分が悪く、背中が痛むために、食事が全く食べられないというのだ。

「1週間も食事がとれないとすると、Fさん、お腹が空くでしょう。具合が悪くはないですか」

とワトソン君がFさんの身体を気遣って尋ねた。

「いいえ、1週間に1回しか通じがないもので……。食べたいとも思わないのです」

これは大変だ。食欲がない上に頑固な便秘……すると腸に悪い病気でもあるのかな？　ワトソン君は、さっそく診察を始めているホームズ君の肩越しに、へこんでしまって見えるFさんのお腹をながめながら声をかけた。

「ホームズ君、お腹に何かしこりでも触れないかい？」

「いや、幸い何もないようだよ」

そう答えながらホームズ君はFさんに「便秘の経過をもう少し詳しく話してくださいませんか」と話しかけた。ホームズ君の真剣な顔は、すでに原因探索に興味を示しているように見えた。

Fさんの長い話をかいつまんでまとめるとこうなる。

……便秘は1か月前、突然に起き始めた。近くの総合病院の外科で、腹部のX線写真、超音波（エコー）検査、血液検査を受けたが、全く異常が見つからなかった。担当医は、自律神経のバランスが悪いのではないかと言っていたようだが、薬は特に処方されなかった。

その後、数日過ぎても、便秘が改善されることはなく、食欲が回復してくる気配もなかった。そこでFさんは自律神経という言葉を手がかりに心療内科を訪ねて行くことを考えた。

電話帳で探し出した心療内科は、車で30分ほどかかる大都市のショッピングセンターにあった。そこでの治療に期待をかけていたのだが、型通りの診察の後に手渡された精神安定剤を飲んでも、一向に変化がなかったのである。

ここまでの話を聞いていたホームズ君は、ゆっくりとした口調で「Fさん、いつもよく眠れていますか？」と尋ねた。

「いいえ、あまり眠れません。11時に寝床につくのですが、寝つきが悪く2時間くらい眠れないのです。その上、夜中に目が覚めてしまって……。ええ。15歳頃からずっとなんです」

Fさんの話にうなずくと今度は「仕事の上では、何か困っていませんか」と声をかけた。

「以前勤めていた職場でのことなんですが……。周りの人が仕事をサボっていると、許せなかったんです。普段、仕事の手抜きが目立つ上司に叱られた時は、もう我慢できなくて遂に衝突してしまって。後で後悔するんですが……」

「几帳面で一途な性格なんですね。それは良い性格ですよ。決して自分を責める必要はありません」

とホームズ君は、微笑みをたたえた眼差しをFさんに送った。

「ところで、たとえば鍵をかけ忘れていないか心配になって、何度も確認に行くということはありませんか？」

突然の質問に一瞬間をおいて、Fさんは「ええ、あります。それが何か……」と不審気にホームズ君の表情をうかがった。


1週間後、Fさんは明るい顔で現れた。

「すっかり良くなりました。ありがとうございます」

ワトソン君もホッとした表情でホームズ君に声をかけた。

「良かったね。しかし、何が決め手だったんだい？」

「うん。不安が原因で体調が悪いから精神安定剤……では治る人も治らない。深層心理まで探りを入れることが肝心だ。Fさんの場合は、過度の潔癖ともいえる『こだわり』すぎ、『とらわれ』すぎだった。鍵の確認癖のような強迫観念を、ＳＳＲＩという薬を使って治し始めたことが、事件解決の第一歩だったんだよ」

几帳面を通り越した清潔好きや、過度の確認癖などの強迫性障害で悩んでいる人は意外と多い。日常生活に支障をきたすようであれば、治療も可能だ。心療内科や精神科に、相談に行かれることをお勧めしたい。

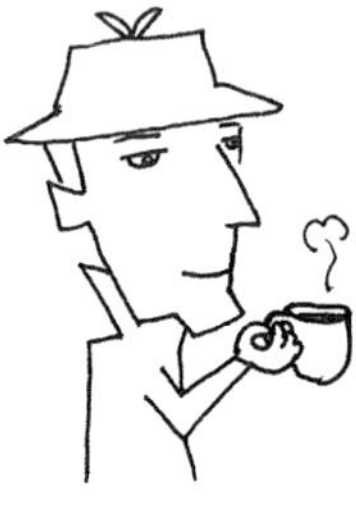

高齢者のうつ病にご注意を!?

Fさん(82歳・女性)のご主人が緊急往診を希望して来られたのは、ホームズ君が「脳卒中予防」の講演をしている夜のことだった。あまりに具合が悪そうに布団にくるまったままのFさんの姿を見かねて、講演会場に足を運んで来られたのだった。

Fさん夫妻は、おしどり夫婦である。いつも笑顔を浮かべてホームズ事務所を訪ね、そしていろいろと世間話をして帰られる。

つい先日みえた時も、特に体調が悪そうな様子はなかった。

夜道を車でFさん宅に向かう途中、いつもそうするようにホームズ君は、思いあたる病気についてあれこれ考えてみた。しかし、今回のFさんについては、何とも手がかりすら思い浮かばなかったのである。

「何が起きたのだろう……」

Fさんの寝込んでいる部屋に案内されたホームズ君は「どうしたんですか、Fさん」と声をかけた。ゆっくりと声のするほうに顔を向け身体の向きを変える仕草には、連絡を受けた時に聞いていた通り、手足のマヒはなかった。20分くらい枕元に座って聞いた話によると……。

ここしばらく寝つきが悪く、夜、床の中で家族の健康やら何やらと、いろいろな心配ごとに思いを巡らせることが続いていた。その上、最近食事が急に味気なく思えるようになった。近くの内科医に、睡眠薬や精神安定剤をもらっているのだが、どうも効果が得られないということだった。つい先日の様子とはうって変わって、眉間にしわを寄せ、憔悴しきった表情で病状を説明するFさんには、いつもの優しい笑顔がかもし出す、ゆとりある雰囲気の片鱗すらうかがえなかった。

何度か往診する間にも、Fさんは今まで見たこともないほどふさぎこみ、「何もする気がない」と小声で話すのがやっとという状態に陥っていた。「自分の身体であって、自分の身体でない」と不安感を漏らしながら、ついには家事すらできなくなってしまったのだった。

ここに至ってホームズ君は、Fさんとご主人に「Fさんの病気はうつ病です。しかしお薬で治ります」と説明し、うつ病治療薬を1日1錠、服用してもらうことにした。

Fさんには、薬の効果が出るまでは、無理をして出かけたり家事をしようとせず、ゆっくり休みをとるよう勧め、一方ご主人には、励ましは逆効果なので、温かく見守るだけにするよう注意をした。

さらに1週間後には、1日2錠に薬を増量した。

すると3週間後には、Fさんは「歩く時、足元がしっかりしてきました」と言い、1か月後には「身体がしっかりしてきて、元気な時の日課だった体操ができるようになりました」と、笑顔で話すようになった。

2か月後には、以前の笑顔が戻り、同時に食欲も出てきた。

こうしてFさんは、ゆっくりではあるが着実に自分を取り戻し、うつ状態から脱出することができたのだった。

夜の緊急往診から5か月。すっかり元気を取り戻したFさんは、再びご主人と2人、笑顔でホームズ事務所に来られるようになっていた。

そんなある日、Fさんがホームズ君に向かって言った。

「私ね、親しい人とトラブルになって考え過ぎてたんです。それが引き金だったんです。でも調子の悪い時、主人が家事を手伝ってくれて助かりました。今は、いろんなことに感謝、感謝の毎日です。それにしても抗うつ剤、よく効きましたね」

うつ病は20歳～30歳代と50歳～60歳代に発症のピークがあるといわれている。しかしFさんのように、80歳代の方にも起こり得ることを知っていてほしい。活気を失う様子を見て、決して認知症と決めてかからないことだ。

そして早期発見・早期治療が、大切なポイントであることをお忘れなく。

7 病院10科で診療を受けても治らない「病気」の謎を解く

Kさん（43歳・女性）がホームズ事務所の門を叩いたのは、ある年の9月中旬。それまでの3か月間は、Kさんにとっては悪い夢を見ているような毎日だった。

異変を感じ始めたのは6月半ばのこと。健康管理に人一倍気を遣っていたKさんは、その月の初め、近くの総合病院で成人病検診を受けた。その結果、胃のポリープと軽い肝機能障害が見つかったが、再検査や治療を必要としない、というものだった。

ところが、その後なぜか食欲がなくなり、体もだるくなってきて、半月で2kgも痩せてしまったのだった。

それまで健康には自信があったのに、突然歯車が狂い出した。だるさ、喉の奥の異和感、背中の腫れぼったさ、動悸、不眠と、さまざまな症状に苦しめられるようになってしまったのだ。

Kさんは、それぞれの症状の原因を調べ、少しでも早く治そうと決心した。同僚と2人で任されている職場に迷惑をかけるわけにはいかない。重い病気だったら……という不安感に、いたたまれない気持ちになることもあった。

6月中にA内科、B耳鼻科。7月にはA内科、C病院の内科と耳鼻科、D病院の内科と放射線科、E病院の甲状腺科と心療内科。8月にはB耳鼻科、C病院の循環器科、婦人科、脳神経外科、F耳鼻科。9月には再びB耳鼻科と、さらにG内科などなど……。気がついたら7つの病院、合計10科に受診していたのだった。

Kさんがいくつもの病院・診療科を受診せざるを得なかった理由。それは、どの科でも検査の結果は「異常なし」と言われるのに、症状が改善しないからだった。

そうこうしているうちにも、恐ろしいことに症状は悪くなる一方で、最近は喉の奥の異和感も以前に比べて強くなった。夜寝ようとしても胸がドキドキと高鳴って眠れない。体温を計ると決まって37度台の微熱がある上、体重もなんと5kgも減ってしまったのである。

ホームズ君は、困り果てているKさんをじっと見つめて口を開いた。

「職場の同僚は理解のある方で幸いでしたね。病院通いのために、仕事に行けない日がずいぶんあったでしょう」

「そうなんです。本当に助けてもらっています」

「7病院、10科で診察を受けたことを決して無駄にしてはいけません。いや、正確に言うと、実に遠回りをし、時間と治療費を費やされてきましたが、Kさん自身がこれからの治療を納得して受けられるためには、ぜひ必要な手続きだったのかもしれません」

「ホームズ君、それは、どうしてだい？」

「Kさん、あなたには元来、喉に異和感があるといったいわゆる自律神経の過敏症状がありませんでしたか？」

「はい、そうでした。そういえば、汗が多いなと思ったこともあります。それに……」

「それに？」とワトソン君が身を乗り出した。

「エレベーターの狭い空間が苦手で、飛行機にも乗りたくありません」

「それで、原因不明の病気の謎は解けてきました。つまり、病気は自律神経のバランスの崩れから始まり、重病ではないかという不安が高じて、食欲低下や不眠になっているんです。10人もの医師が診察して異常が見つからなかったのは、身体の病気ではなかったからなんです」

「なるほど。ホームズ君、長い通院遍歴が無駄ではなかったということは、身体には異常がないという裏づけが取れているってわけか……」

「そう。その上、心理的な病気なんだとKさんに納得してもらえることで、精神安定剤や睡眠導入剤も、効き目が良くなるんだよ」

ホームズ君の予言通り、Kさんは、3種類の抗不安薬と安定剤、それに軽い睡眠導入剤の服用で、2日目にはずいぶんと身体が楽になった。そして1か月後には気持ちが前向きになり、完全に復職できたのだった。

毎日のように電話で不安を訴える女性救出事件!?

もう1年にもなるんだねMさん。Mさん（28歳・女性）の治療は、いろいろな意味で難しかった。でもあることをきっかけに、劇的に良くなったんだったね……。

心のケアをしていると、治りやすい人と治りにくい人がいるように思われる。治療が難しいなと思うのは、自分で勝手に決めこんでしまっている人だ。そういうタイプの人はホームズ君に意見を求めることはしない。

たとえば、「安定剤は飲まないほうがいいですよね、くせになるってよく言われているし」という風に、「……ですね」と質問しているようで実は確固とした自分の意見（多くは間違っているが）に同意を強制してくる。こういう時、ホームズ君はあえて否定したりして無理に自分の意見を通すことはしない。もちろん、かつては説得にかかることもよくあった。しかしほぼ100％、こう言えばああ言うといった形で理屈が返ってくる。エネルギーを費やすことが、はなからすでに無駄なのだ。しかし実は、このタイプの人たちの多くは、症状も軽く、薬を飲まずに治っていくという特徴があることが最近わかってきた。

もう1つ難しいと思うタイプは、目の前のことに不安感と恐怖感いっぱいで、心の安定感をすっかり失っている人だ。そういう人からは1日に何度も電話がかかってくることがある。飲んでいる薬に対する不安、症状が悪化していることへの不安、家族の仕事についての不安等々、広い範囲にわたる相談に、ホームズ君は根気よく答えるようにしている。ただし電話が長時間になるような時は、直接会って話したほうがアドバイスの内容がよく伝わる。そこで、わがホームズ事務所へ足を運んでいただくことも多い。

Mさんは、この後者の代表選手だった。

Mさんに書いていただいた問診票には「精神的な悩みがあって、胸からと首からの動悸が激しくて眠れない」とあった。うかがうと、せきを切ったように次々と悩みごとの話が続く。ホームズ君もワトソン君も、ただひたすら聞き役にまわるしかなかった。その悩みとは……。

2か月前に帝王切開で出産したばかりだが、出産後2週間に、はしかと結膜炎になり、膀胱炎にもかかってしまった。排尿後、シクシクお腹が痛む上、いつも尿意があって落ち着かない。半月前からは下痢と発熱があり、食欲もなくなった。1週間前から動悸のため眠れなくなっている。赤ちゃんと2人だけになるのが怖い。食事がとれないので、このまま死んでしまうのではないかと考えてしまう。こんな状態で子供を育てられるのかと思うと将来が不安だ……。

とりとめのない悩みのようだが、どれをとっても深刻なものであることには違いない。とにかく精神の安定を図るため、抗不安薬と抗うつ剤（ＳＳＲＩ）、睡眠薬で治療を開始した。しかし、思うように効果が得られなかったのである。

治療開始から1か月半後の5月に入っても、12日、14日、15日、17日と連日電話がかかってきていた。赤ちゃんが先天性股関節脱臼と診断されたり、ご主人が仕事を辞めたりと、Mさんを取り巻く環境が悪化したのも一因だった。ホームズ君もワトソン君も、Mさんのことを考えると次第に意気消沈していった。ところが……。

17日、Mさんと一緒に訪ねてきたMさんのお母さんが一言「調子悪いって言ってるけど、以前よりよく食べたり眠ったりできてるよ」とMさんをたしなめたのだ。その日を境に、Mさんはどんどん良くなった。半年もすると症状が改善し、1か月に一度の通院で十分になったのだった。

「難事件もようやく解決したね、ホームズ君」

「うん。Mさんは目の前の不安で、判断力を失っていたんだろうね。お母さんの一言で、支えられているって勇気づけられたのかもしれない。それにしても、家族からの客観的な情報の大切さを痛感した難事件だったね」

焦燥感漂う白髪の老紳士事件

Mさん（72歳・男性）が、ホームズ事務所を訪ねてきたのは、長かった暑い夏がようやく通り過ぎ、空の色や雲の形にも秋の訪れを感じるようになった9月末のことであった。

Mさんの白髪は、しばらくの間くしでとかしていないように飛び跳ね、寝起きそのままという雰囲気だ。眼にも力がなく、額にはしわが寄っていて、表情全体に焦燥感が漂って見えた。

お話をうかがうと、4月から気持ちが落ち込んで、もう半年にもなるという。横になっていても胸に圧迫感があり、息苦しくなってくる。「助けてくれー」と大声を出したい衝動にかられるほどで、「とてもじっとしていられないのです」と必死の形相で訴えられるので、不安感やイライラ感が、いっそうひしひしと伝わってくるのであった。

その日は、家族構成、今までの健康状態や睡眠パターン、すなわち何時から何時まで、何時間眠っているか等々を聞き出した。

ホームズ君は、睡眠のことについて、特に細かく聞くことにしている。寝つきは良いか。途中、夜中に目が覚めないか。朝早く目覚めてしまい、その後眠れないことはないか。朝起きた時、ぐっすり眠れた感じがするか。疲れがとれたか。夢ばかり見てはいないか等々、睡眠について尋ねるだけでも、今後どのように治療していけばよいか、治療計画の一部がすでにでき上がるくらいなのである。

特に、眠れない時にアルコールの力を借りて睡眠を確保しようという向きには、いつも注意していることがある。それは、アルコールを飲んで得られる睡眠は、考えられているほど深いものではないということだ。実は逆に、浅い不十分な睡眠しかとれないため、疲れは増す一方なのだ。昼間も疲労感のために活動力が低下し、作業効率を損なう結果になる。そういえばワトソン君も、ある早朝登山の大会でバテてしまった時に、寝酒が過ぎたことを後悔していたことがあったっけ。

とにかくアルコールは身体の調子が良い時でもほどほどに飲むもので、体調が悪い時には勧められないということを強調しておきたい。

ところで、Mさんの場合は、睡眠パターンも夜11時から朝6時までと、健全といってよかった。しかし、寝る前に日本酒を2合くらい飲むことがあるということだったので、これはしっかりとセーブしていただくこととした。

1か月後には、本人の言葉では「比較的良くなってきました」という状況になった。入浴はできるようになったとのことだった。しかし昼間も寝ていることが多く、天候の悪い日は一日中床につき、食欲もないと言う。そこでそれまでの抗不安薬＋ＳＳＲＩの組み合わせに加え、少し眠気を伴う抗うつ薬と、自律神経を刺激して食欲を増進させる薬を追加して服用していただくことにした。

丸2か月が過ぎ、ホームズ事務所に来られたMさんは、ホームズ君とワトソン君を交互に見ながら口を開いた。

「心理的な苦しみはなくなり、うんと楽になりました。しかし、この7か月間で体力が衰えたのを感じます。最近は、ボツボツとですが歩いたりしています」

ワトソン君が「よかったですね、Mさん」と声をかけると、微笑みを浮かべながら「この事務所を訪ねてきた最初の日、ホームズさんが『必ず治りますよ』と言ってくださった。その時私は初めて、よし、治るまで治療に専念しようと思いました。信頼してついていこうと思ったのです。治療を続けてきて良かったです」と言葉をついだ。


「ホームズ君、病気を克服するのにも、深い信頼感に裏打ちされた人間関係の絆が大切だということが、よく理解できる事件だったね。言葉には思いがけない重みがあるということもね」

「どの仕事でも同じだと思うけど、やはり大切なのは人と人の心の交流だ。そのためには、一言一言に注意すること。そして軽はずみなミスはしないこと。Mさんにはまた大切なことを教えていただいたね、ワトソン君」

2人の語らいは、夜更けまで続いていた。

「希望」がもたらした難事件の解決!?

今年の梅雨は雨が続いてうっとうしい毎日だ。その上、6月だというのに、季節はずれの台風までがかすめ去り、暴風雨の日さえあった。

Y・Cさん（56歳・女性）は、幼少の時から孤独な生活を送っていたこともあって、強い風が吹く日はそれだけで、何となく不安を感じて過ごすことが多かった。

20歳を過ぎた頃から、突然めまいで倒れるという発作に襲われるようになり、30歳を越えてからは、頑固な耳鳴りにまで悩まされるようになった。次第に聴力にも障害をきたし、最近では左耳はほとんど聞こえないという、不自由な生活を送っていた。聞こえが悪い上に、めまいがたびたび起こる……。心細さがつのる一方だったことから、噂を頼りにあちこち遠方まで出かけ、鍼治療を受けたり、指圧や整体に望みをかけたりもしたが、どれもこれも症状の改善には役立たなかった。

大学病院の耳鼻咽喉科も受診してみた。しかし、さまざまな検査を受けた結果は「原因不明のメニエール氏病」と診断されただけであった。期待した治療もさほどの効果はなく、最近では右の良い耳まで聞こえにくくなってしまった。

このままではそう遠くないうちに、音のない世界で生活しなくてはならなくなるのではと、不安とも恐怖ともいえる観念が頭から離れない困った状態に陥っていたのだった。それも無理はない。

期待をかけて訪ね歩いた先々で、「どうしようもない」と宣告され続けていたのだから。

そのような経緯で思い余ってホームズ事務所を訪ねてこられたYさんに、ワトソン君がまず声をかけた。

「Yさん、表情が硬いね。もう少しリラックスしようよ」

不躾なようだが、これも雰囲気を和らげるワトソン君流の激励なのだ。傍で頬に指を当て、ゆっくりと話を聞いていたホームズ君が、「希望を持って治療していきましょうね」と一言添えた。

これは大切な言葉である。ホームズ君の恩師（神戸大学医学部脳神経外科・松本悟名誉教授）が、いつも患者さんやご家族に語りかけていた言葉で、手術の施しようのない重症の脳腫瘍の患者さんにも、文字通り分け隔てなく向けられていた。

——希望を持って治療していきましょう——

実はこの言葉には「希望を持って治療されるためには、どんな協力も惜しみませんよ」という大事な、そして一通りではない強いメッセージが込められているのだ。明るい響きの声で、その心は伝わっていくのである。ホームズ君は、そうした感動的な場面を何回も目のあたりにしていたのだ。

さてYさんは、1週間で寝つきが大変よくなった。わずかな精神安定剤の効果もあったようだ。以前は床に入ってすぐ眠れないため、勢いいろいろなことを考えてつらい時間を過ごしていた。

1か月で耳鳴りが気にならなくなり、2か月目には、めまいも起こらなくなった。

さらに3か月目には、山歩きができるまでになった。今までは、不安感と恐怖感でひとりでは外出できなかったYさんにとっては大躍進である。

4か月目、友だちとコーヒーを飲みに出かけるのが楽しみになった。10か月目には、北海道へ旅行に行けた。飛行機から見た雄大な景色を、Yさんは目を輝かせて話してくれた。そして1年を過ぎた現在では、めまいも耳鳴りもなく、元気で張りのある毎日を過ごしている。

「ホームズ君、希望を持って治療するということは、本当に大切なんだね」

Yさんが帰られたオフィスで、ワトソン君が声をかけた。

「そうだね。病気を背負うとそれだけで気持ちが沈み込んでしまうのに、病院では、どうしようもないとか、年のせいだとか、不用意な言葉で心に傷を負わされてしまうことが多いんだよ。それで、実際よりもずっと病状が悪いと思い込んでしまっている人も少なくないんだ。希望を持つということは、わずかな改善を喜ぶ心のゆとりも生み出すから、治療効果も何倍にもなるんだと思うよ」

Yさんの長い病歴は、実は1回で聞き出したわけではない。4か月にわたる計10回の面談の中でゆっくりゆっくりと把握し、記録用紙6ページにおよぶ量の会話を通して理解を深めたのだった。そうした過程で生まれる信頼関係が、治療の秘訣、「希望」の生みの親だと思うのである。

Column

プライマリ・ケア

プライマリ・ケアとは，まえがきでも述べたように，病気の初期手当てのことです。主に，かかりつけ医と呼ばれる第一線の医師が担当します。

かかりつけ医は，症状を聞くだけでなく，過去の病歴や最近までの生活歴まで詳しく聞き出します。さらに，全身の診察をして必要であれば検査をします。その結果から，推理を加えて，さらに必要な検査があれば，その必要性を説明し，予定を立てます。この段階で専門病院や専門医への紹介も考えてくれるでしょう。そのような，病気の性状診断から治療まで，必要に応じて専門医まで紹介する過程を，私は「病気の交通整理」と名づけています。

強調しておきたいのは，この段階での患者さんご本人やご家族からの情報提供の大切さです。あなた自身があなたの命の主人公，身体の責任者です。つつみ隠さず，現状を正確にかかりつけ医に伝える努力が必要です。かかりつけ医は「易者」ではありませんから，身体を細心の注意を払って診察しても，正確な診断がつかないこともあります。身体の不調として現れている病気の背景には，その時の生活環境，人間関係や心のあり方など，さまざまな因子が関与しています。

プライマリ・ケアの段階では，「心のケア」も必要になる場面があるということを知っておいたほうがよいでしょう。「心のケア」も含めた病気の交通整理，それが真のプライマリ・ケアだと私は考えています。

脳の話

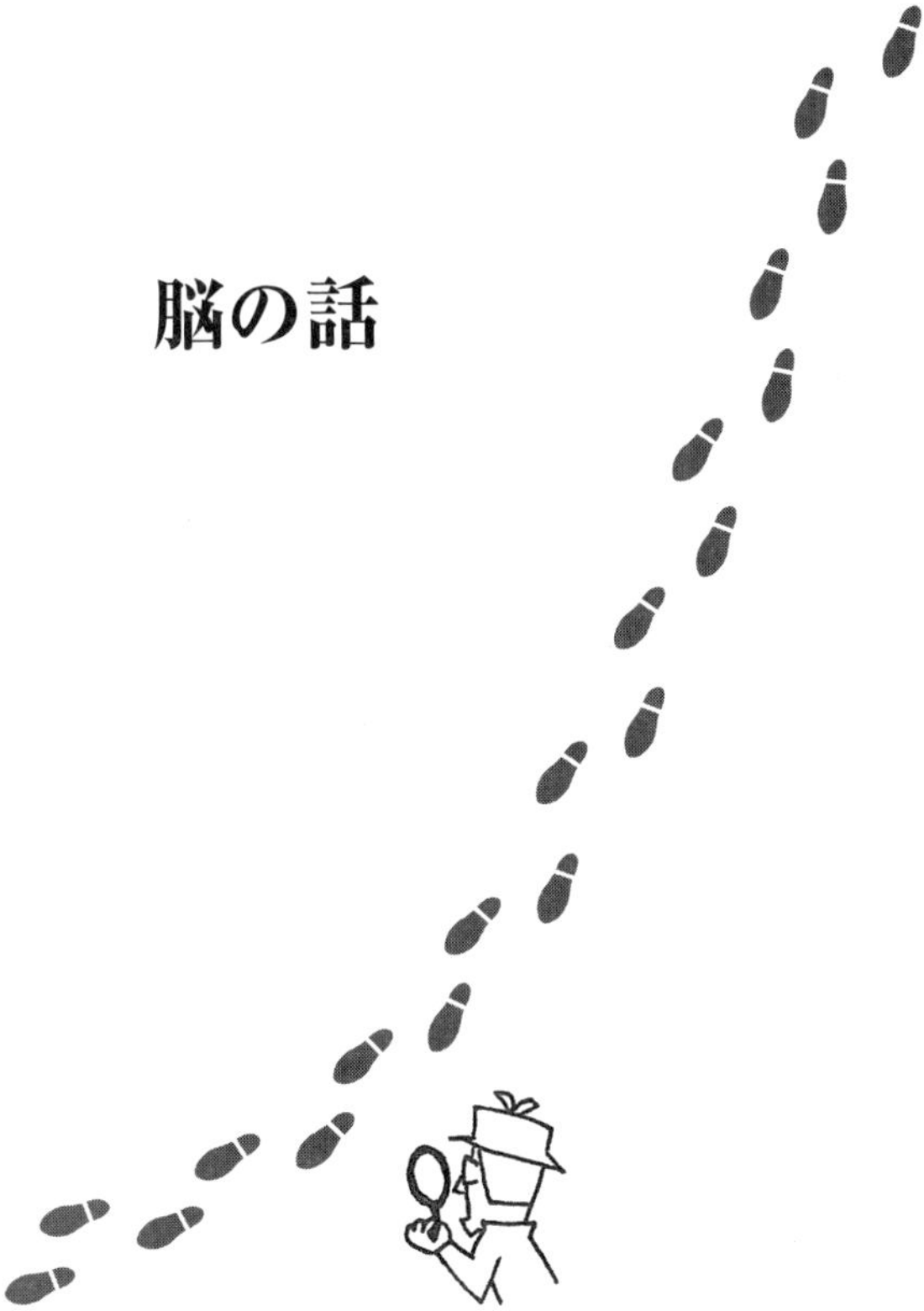

アルツハイマー病ってどんな病気？　①

認知症は、今やわが国全体の関心事の1つといってよいだろう。

認知症の肉親を介護している方々の労力、心理的負担は、確かに想像を超えるものがある。最近も認知症の義母・義父を10年間も介護してきた女性が、2人を見送った後、緊張の糸が切れてうつ病になり、相談に来られたことがあった。実際、アルツハイマー病をはじめとして、種々の認知症と診断される人たちが、わがホームズ事務所でも増加の一途をたどっている。

今回は、認知症と紛らわしい他の病気があることを、読者のみなさんに知ってほしいと思い、何人かの方に登場していただくことにした。

ケース①　Aさん（73歳・男性）の場合

恵みの雨が降り注いだ新緑の若々しい樹々に、柔らかな陽の光が差し込んで、風景をいっそう輝かせている5月のある朝のことだった。

Aさんは、娘さんと息子さんに付き添われてホームズ事務所を訪れた。相談の目的は、Aさんが認知症になったのではないか、ホームズ君の意見を聞くことにあった。

元来、しっかり者で健康そのものだというAさんの最近の様子は、確かにおかしかった。

家族がAさんの異変に気づいたのは、10日ほど前のことだった。その日Aさんは、あるサービスの申込用紙の自宅の電話番号欄に、なんと全く別の数字を書き込んでいたのである。家族に指摘されて正確に書くことができたが、それはこの後に続く異変のほんの序章だったのだ。

一昨日、夕方一眠りしたAさんは、起き出してきて家族に話しかけるのだが、口がモタモタとして何を言っているのか理解できず、さらに2回、3回と言い直しても、結局、周りの家族はその意味が聞きとれなかったのである。昨日は昨日で、朝から言語不明瞭の上、見るからに歩き方がおかしくなった。トイレで電気のスイッチを入れた後、切り方がわからずおろおろしたり、車で出かけようとしてもエンジンをかける操作ができない……。

この事態には、家族も急速に認知症になってしまったと驚き慌てて、相談に行こうと話がまとまったというわけである。

「ホームズ君、物忘れなどという程度ではないね」とワトソン君も心配そうな表情で、Aさんとホームズ君の両方の顔を交互に見つめた。

「やっぱりアルツハイマー病なんですか」と娘さん。一刻も早い結論を、と急かすようにホームズ君に尋ねた。

しかしホームズ君は「ある日を境に急に認知障害が出現するというアルツハイマー病はありませんよ」と答え、転んで頭を打ったことはないかと家族に尋ねた。

すると2か月前、お酒に酔ったAさんが階段で転倒し、救急車でX病院に運ばれたという事実が判明した。しかしAさんは、一度意識を失い、翌日から肩や胸の打撲部痛が1週間も続いたことは認めたが、頭部の打撲は頑なに否定するのだった。

聞き込み捜査は暗礁に乗り上げ進みそうもないので、ホームズ君は次に、犯人の遺留品捜査ともいうべき神経学的検査にとりかかった。

するとその結果、外見上は異常がなさそうなAさんの右足に、ごく軽いマヒが見つかった。右片足では、身体を支えようとするとぐらつくのが見てとれたのである。その上、再び住所を尋ねると「なんと言っていいのかな」と答えられなかったのだ。

「Aさん、左の脳に何かがありますよ。そのためにいろいろなことが起きているのであって、認知症ではありません」

時を移さずCT検査を行うと、ホームズ君の予言通り、左大脳の表面に300ccを越える出血が見つかった。慢性硬膜下出血である。

その足で、Aさんは紹介されたN総合病院へ向かい、手術を受けて出血を取り除くと、認知症の症状はすべて治ってしまったのである。

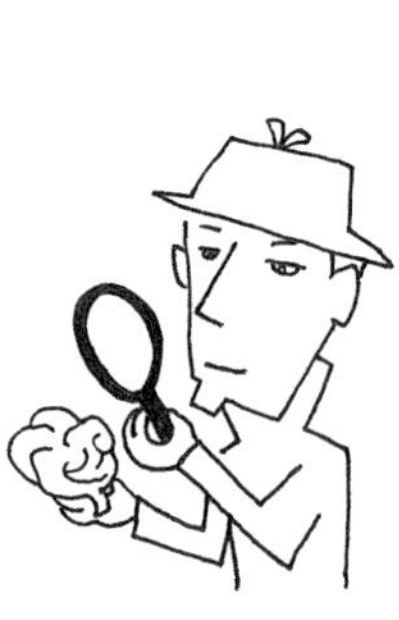

!?

アルツハイマー病ってどんな病気？　②

「ケース①のAさんの場合はやはり頭を打撲していて、そのために出血が起こり、日常生活に支障をきたすようになっていたんだね、ホームズ君」

「そうなんだワトソン君。特にお酒を飲んでいたAさんは、頭を打っていないと信じ切っていた。しかし、一瞬でも意識を失ったという事実が、打撲の物的証拠と言っていい。意識を失うようなことがあったら、脳の精密検査を必ず受けたほうがよいという戒めのような事件だったね」

しかし、手術で治る認知障害だけではなく、手術不可能な気の毒なケースもある。

ケース②　Bさん（84歳・女性）の場合

Bさんが息子さん夫婦に付き添われてホームズ事務所にやって来たのは、偶然にもAさんが訪ねてきた日の夜のことだった。息子さんの話をまとめると、こういうことだった。

健康に毎日を送っていたBさんは、ちょうど1か月前を境にして、何に対しても気力が失せてやる気が起こらないという状態になってしまった。食欲も減り、身体のどこかが痛んで困るということもないのに、とにかく昼間でも横になってしまうことが多くなってきたのだった。

思い余って家族がP病院に連れて行き、頭の検査を受けたのは、かれこれ2週間も経ってからであった。頭部ＣＴの結果は、脳内の広い範囲が「黒く」見えている。つまり脳梗塞症と診断されたのである。

脳の血液の流れを改善する薬や、脳神経細胞の働きを良くする薬をもらって帰ってきたのだが、効果はなかなか現れず、逆に認知障害はますます進む一方だ。とうとう家族も決心を固めて、わがホームズ事務所を訪ねてきたというわけだった。

さて、Ｂさんと面と向かってみると、何となく精彩がない。応接テーブルの前でおどおどしている様子だ。Ｂさんの日常を詳しく本人に話してもらおうというホームズ君の目論見は果たされず、「こらえてください」と一言つぶやくと、そそくさと帰り支度にとりかかる始末だ。

「ご家族から見て、おかしく思われることはありますか？」とワトソン君が助け船を出すと、息子さんが「何にもやる気が起こらない様子の上、洋服を着ることができないんです」と答えた。

「洋服の袖に手を通せなかったり、ズボンをはけなくなっているんですか？」とホームズ君が重ねて尋ねた。

「そうなんです……」

「そうか、ウーム。意欲がわかない左前頭葉の障害の上に、着衣を着ることを間違う着衣失行つまり右頭頂葉の障害……。これはＰ病院で診断された通り、広い範囲の脳が冒されているぞ」

「ホームズ君、やはり脳梗塞なのかい？」

「いや、明らかなマヒがないから……。とにかく再びCTスキャンを撮影しよう」

ものの10分もせずにでき上がったBさんの頭部CT写真は、脳のあちこち、少なくとも4か所に黒色の病変が認められた。

「Bさん、これは脳梗塞ではありません。おそらく脳へ飛び火した腫瘍の影が写っているんです。P病院の薬の効果は、残念なことに期待できないと思います」

ホームズ君は、言葉を選びながらゆっくりと説明した。

ただちにCT写真を携えてQ総合病院脳神経外科へ紹介されたBさんは、そこでの詳しい検査の結果、肺ガンの脳への転移と診断された。ただし家族の強い希望で、入院は短期間で切り上げ、自宅で家族の手厚い看護を受けることになったと、Q病院からの報告書にはしたためられていた。

「ホームズ君、認知症の症状があっても、いろいろな病気によって引き起こされている場合があるんだね」

「そうなんだワトソン君。アルツハイマー病だということは、慢性硬膜下出血や脳腫瘍、脳梗塞でないと確認してから、初めて診断されるんだよ」

認知障害を起こす病気はさまざまで、それぞれにあった治療を考えなくてはならないということを、みなさんもよく知っておいてほしいと思うのである。

アルツハイマー病ってどんな病気？ ③

ケース③　Kさん（64歳・女性）の場合

Kさんの1か月間ほどの変わりようは恐ろしいくらいであった。家族の人たちもその変化についていくことができず、右往左往するばかりだったのだ。

最初の変化は手指の震えだった。コップに注いだ水もこぼれて手元に散らばり、あたりは水浸しになった。そんなことに驚いているうちに、足がスムーズに運ばなくなった。日に日に顔の表情も乏しくなっていった。

この様子に不安を感じた家族は、KさんをA総合病院に連れて行き、頭部のCTやMRIの検査を受けたが、いずれも異常はなかった。検査結果にホッと一息つけたものの、Kさんはそれまで楽しみに見ていたテレビに興味を示さなくなり、新聞を読むこともなくなっていった。

どんどんと認知症症状が進むKさんを連れて、家族はB総合病院内科、C総合病院神経内科、整形外科、眼科とさまざまな科を訪ね歩いたが、結果ははかばかしくなかった。検査や診察の結果は問題ないのに、症状は改善することがなかったのである。半月もすると食欲も低下し、夜も眠れなくなってすっかり活力を失い、急速に老けこんでしまった。

思い余って受診した精神科で処方された薬を飲み、眠れるようにはなったが、その後は昼間もボーッとした表情になり、心ここにあらずという風情になってしまったのだった。

「手が震えているだけでなく、口元が無意識に動いているね。ホームズ君」

「ああ、意志に関係なく口がモゴモゴ動いている。それに表情が全体に乏しい。睡眠剤のために少し眠気があるのか、気持ちが落ち込んで気力がなく、抑うつ気分で無表情になっているのか、それともパーキンソン氏病で表情が乏しいのか、ゆっくり判断していく必要があるようだね」

ホームズ君は、そうワトソン君に声をかけながら、Kさんの腕を左右交互に、肘のところで曲げたり伸ばしたりしている。

「Kさん、あなたの腕はスムーズに動いていませんね。ちょうど歯車の動きに似て、ガクガクと動いています。パーキンソン氏病の症状のひとつですね」

さらにゆっくりとKさんに話をうかがうと、手足のしびれやイライラ感が強いことが理解できた。そのために、身体や将来に対する不安が非常に大きく、その結果、目の前のことに集中できなくなっているようだった。

そこでまず、パーキンソン氏病の治療薬と抗不安薬、それにSSRIという抗うつ剤を使って治療を開始したのだった。

3週間後、家族の人たちとホームズ事務所を訪れたKさんは、全く様子が違っていた。目に光が甦っている。

「Kさん、昼のモゴモゴがなくなって、よかったですね」とホームズ君が微笑みながら声をかけた。ワトソン君もホッとしたように表情を和らげた。その後の家族の話は、驚きの連続だった。

まずKさんは、以前と変わって夜ぐっすり眠れるようになり、しばらくすると口の無意識な動きも止まった。食欲も出てきたし、テレビも楽しむことができるようになった。この2か月ほど前から通い始めた地域のデイサービス施設では、当初はトイレに行くにも職員に付き添われてやっとだったのが、最近はひとりで用を足せるようになった。手伝ってもらって食べていた食事も、進んで準備をしたり他の利用者の世話ができるほどになったというのだ。

「どうもありがとうございました。今日はお礼にうかがいました」

全く別人のようなしっかりとした口調で、Kさんは2人に向かって頭を下げた。

「認知症と思い込んで、あきらめてはいけないということだね、ホームズ君」

「Kさんも、アルツハイマー病ではなかったようだ。わずかな治療の違いでこれだけ良くなるんだからね」

!? アルツハイマー病ってどんな病気？ ④

ケース④ Qさん（74歳・男性）の場合

Qさんは、74歳だった5年前、県立高齢者脳機能研究センターでアルツハイマー病と診断された。ホームズ事務所を訪れるお年寄りの中で、最初のアルツハイマー病患者だった。

この長身で澄んだ瞳のQさんが、その昔最愛の娘さんを亡くしたことを話してくれた時の様子をホームズ君は忘れられない。娘さんを偲んで、菩提寺に五重の塔を奉納したのだそうだ。そう話すQさんの目は、ホームズ君の頭の上をかすめて窓の外、遠い夕暮れの茜色の雲を追って流れていくように見えた。

今から思えば……と前提つきだが、異変の兆しが見えたのは診断がつく前の年の暮れだった。Qさんが突然「時々物忘れをする」と言い出したのだった。「おばあさんが徘徊して困ったことでした」と話していたQさん。Qさんはその時、認知症になるという不安感をふと言葉にしたのかもしれない。

診断がつくまでの、その後半年の間にはいろいろなことが起きた。まず、好きなお酒がたびたび度を超して体調を崩した。そのいきさつを口にするQさんは、決まってきまじめな相好を崩し、少し控え目な笑みを浮かべる。ある時は友だちとの会合で、またある時は町の偉い人たちとの集まりで、と枕詞はいろいろだった。しかし「ちょっと不細工なことをしてしまいまして……」と、長身の背中を丸めてホームズ君に報告する時の姿は神妙で、恥ずかしげで、それでいて無邪気な目は照れて笑っていた。

心臓に大きな病気をかかえているQさんの体にとって、お酒の飲み過ぎは危険だった。「お酒は飲み過ぎないように、控えてください」。ホームズ君の注意から1週間もしないある日、訪ねて来た家族が意外な事実を告げたのだった。

「日本酒はやめていますが、最近はその分ビールをたくさん飲んでいます。その上、半年くらい前から、飲酒しては家族に暴力を振るうようになっているんです。困っています。物忘れも進んでいて、友だちの家を忘れてたどりつけない有様です……」

あの律儀で礼儀正しいQさんの、憎めない照れ笑いの表情を思い浮かべてホームズ君は「何が起きているんだろう」と暗い気持ちになってしまった。

さらに追いうちをかけるように、他人の車を運転して遠方で警察官に保護されたり、家の周りの土を掘り返して道路を埋めたりとさまざまな事件が起きた。冬、近くの山で狩猟が解禁になると「裏山の散歩は危ないから控えたほうがいい」と親切にも、わざわざホームズ君に忠告に来てくれた。しかし、すでにそのいでたちはというと、毛糸のチョッキは後前。あの柔和な影をもった瞳は、怒っているかのように燃え盛って見えたのだった。

『アルツハイマーに克つ』(新潮社)で、著者の佐藤早苗さんは、早期発見・早期治療の大切さを訴えている。……医者に行く前に、おかしいなと感じた時から、面倒でも記録しておくこと。何月何日何時頃、どんなことがあったか。奇行に対して家族が何を言い、その言葉にどう反応したか。いまだに原因が明らかになっていないアルツハイマー型認知症には、残念なことに特効薬はない。しかし早期に発見すれば、塩酸ドネペジル（アリセプト）という薬がある。病状の進行にブレーキをかけることができるのだ。早期診断・早期治療は、至極重要である。

「ワトソン君、今、全国の認知症患者は200万人近いとされ、その半分がアルツハイマー病なんだ」

「原因は全くわからないのかい？　ホームズ君」

「いや、脳の中にアミロイドという物質が蓄積して病気が引き起こされているってことまでは明らかになっている。その蓄積が、認知障害が起こる20年前から始まっていることも解明されているんだ」

「フーン。症状が出る20年も前にさかのぼって診断することができたり、ワクチンのような予防薬が開発されればいいんだがね……」

心やさしいQさんの微笑みと生活を奪った病魔が、1日も早く克服される日が来ることを祈りながら、2人の会話は続いていた。

!? 認知症患者の小さな変化を見逃すな事件

みなさんは「認知症のためコミュニケーションがうまくとれない人たちが、もし大きな病気になったら」と考えたことがあるだろうか。

すでに身体の動き、会話や記憶、表現することが十分にできない人たちは、それだけで大きなハンディキャップを背負っている。体調が良いのか悪いのか。病気になっていないか……。近くで世話をするすべての人たちがよく注意して、表情やふるまい、食事のとり方など、あらゆることにピーンとアンテナを張り巡らせておく必要がある。

Iさん（80歳・女性）の場合もそうだった。老人ホームの看護師Aさんが、そのわずかな変化を感じとってくれたこと。それが幸いにも大きな病気の発見と、その治療への道を拓いたのだった。

自宅での生活もベッドに横たわっていることの多いIさんは、通所施設へ出かけて知り合いたちと会うのが唯一最大の楽しみだった。とは言っても認知症のため、会話を楽しむことはできないのだが。それでも、施設にいる間はニコニコと笑顔で、細い目の奥の瞳も輝いて見えるのだった。

今朝Iさんを出迎えたAさんは、Iさんがいつもと違うなと感じていた。検温すると36度。血圧は84～47。脈拍は100くらい。いつもと変わらない数字だった。でも朝送って来た家族が「昨夜ベッドから落ちて頭を強く打ったようだ」と言っていたことも気になっていた。

朝9時半。いつもと違って少し興奮状態。意味のわからない発語が多い。少しボーッとした感じ。しかし、瞳の大きさは左右同じ。

10時。落ちつきなく、絶えず上半身を動かす。

10時半。少し興奮状態はおさまったが、やはり大きな声で意味不明なことを言う。

Aさんの心配は、時間を追うごとにふくらんでいく一方だった。昼過ぎ、Iさんを自宅に連れ帰りに来た家族に、Aさんは午前中の経過を走り書きしたメモを渡し、夕方には必ずホームズ事務所を訪ねて行くよう念を押したのだった。


その夜、車椅子に座ってぼんやりしているIさんを間にして、ホームズ君とワトソン君が心配そうに立ち尽くしていた。

「まず、言葉がほとんど出ないね、ホームズ君」

「そう。それによく見ていると、右手の動きは明らかに左手より少ない」

「右の額に新しい傷がある。これはベッドから転落した時のものだね」

「筋肉の張りも、腱の反射も左右に違いがない。しかし、顔を見ていると右のほうにあまり注意が向いていないね」

「そうだね、ホームズ君。逆に、左のほうにばかり注意がひかれている仕草を繰り返しているように、僕も感じるよ」

言葉を発することのできないIさんに、いつものように問診して推理を進めるわけにはいかない。ホームズ君とワトソン君は、目の前のIさんのわずかな素振りから、とにかくできるだけ多くの情報を見つけ出さなければならないのだ。

「さ、ワトソン君。これでIさんの左の大脳の比較的広い部分に、障害が起きていることがわかったね。右半身のマヒ、失語症、それに右側の視野が完全に欠けた右半盲がありそうだ。病変の証明のためには、次は頭部CT検査だね」

CT検査の結果は、ホームズ君の推理通りだった。Iさんの左大脳は、側頭葉から手足の運動神経の通路である脳深部の神経路まで、黒く変色して見えた。脳梗塞だった。

反対側の右側頭部には、額の怪我の後方にあたる部分に、硬膜外出血が見えた。強い頭部打撲の時に脳の表面にできる出血だ。しかしその出血は、手足のマヒをきたしたり、脳の働きに障害を起こすほど大きくはなかった。

「ワトソン君。Iさんは昨夜ベッドで寝ている時、突然脳硬塞を起こして右半身がマヒを起こし、その上言葉も出なくなったんだ。そのためにベッドから転落して頭の右側を打撲したに違いない」

「ホームズ君。Aさんが細心の注意でIさんの様子を見守ってくださったのが幸いだったね」

「その通り。わずかな変化も見過ごさないAさんの注意力が、Iさんを救ったんだ」

Iさんはただちに総合病院脳外科へ救急車で運ばれ、入院となったのだった。

数字が読めない!⁉

真夏の光とは明らかに異なり、乾いたしかも透明感の強い残暑の日差しが、いつまでもガラス越しに熱気を送り込んでくる9月中旬の昼下がり。この日もホームズ君とワトソン君は、その日初めて事務所を訪ねて来られたK・Cさん（29歳・女性）の話に、もう長いこと頭を寄せ合って聞き入っていた。時にはうなずき、時には困惑の表情で顔を見合わせながら……。

Kさんの話のあらましは、こうである。

Kさんは、ある日銀行へ預金を引き出しに行った。ところが、現金自動預払機の暗証番号をうまく押せず、お金をおろすことができなかったのである。

「エッ、なんで暗証番号が思い出せないの?」

どう考えても、いつも使っている4桁の数字が出て来ないのは腑に落ちなかった。が、家に帰ると、さらに愕然とする事態がKさんを待ち構えていたのだった。

暗証番号だけでなく、すべての数字が全く読めなくなっていたのである。カレンダーは意味のない記号の羅列にしか見えなかったし、時計の文字盤もその意味が理解できないのだった。そのために「5から2を引く」といった簡単な計算もできないのだ。

思考回路が大混乱に陥ろうとするのを必死に持ちこたえながら、考えを整理するためペンを手にとり、今日起きたことをノートに書き留めようとしたその時、再びKさんは脳天を力いっぱい棒で殴られたような気持ちを味わったのだった。

何と、字が書けない。読むことは問題なくできるのに、書こうとすると字が一切頭に浮かんでこないのだ。

びっくり仰天したKさんは、すぐに母親に電話をして相談したところ、(当然のことだが)すぐに病院へ行きなさいと強く勧められたのだった。

数日後、K総合病院脳神経外科を受診したKさんは、担当医の診察で、計算ができないこと(失算)と字が書けないこと(失書)の他に、自分の手の指のどれがどの指かわからない(手指失認)、左右の区別がつかない(左右識別障害)といった障害があることを知らされたのだった……。


「今言われたのはすべて、右利きの人の左頭頂葉(頭のてっぺんから少し後方の領域)の症状ですね」とホームズ君が言った。

「失算、失書、手指失認、左右識別障害というKさんの示した多彩な症状群は、それらが左頭頂葉の限られたある部分の損傷で起こることを見つけ出したオーストリアの神経内科医ジョセフ・ゲルストマンの名前をとって、ゲルストマン症候群と呼ばれているんだよ」

「ほう、ゲルストマン症候群か……。しかし」。ワトソン君が口をはさんだ。

「Kさん、お話の中で数字が読めないと言われましたが、どうしてお母さんに電話することができたんですか?」

「電話は携帯電話だったのです。番号は『お母さん』と入力してあったので、そこを押せばよかったのです」

「なるほど、文明の利器ですね、携帯電話というやつは……。話を次に進めてください」

Kさんが言葉をついだ。

「ええ、CTスキャンでは左頭頂部に小さな脳内出血が見つかりました。でも出血量は少なく、幸い手術はしないで済んだのです。脳血管撮影でも出血源は確認できませんでしたが、その後、日増しに症状も軽くなり、今では全く後遺症もありません」

Kさんの依頼は、今後、脳神経系を中心とした健康管理をしていただきたいということだった。もちろんホームズ君は、二つ返事でそれを引き受けることにした。

ゲルストマン症候群の相談依頼はホームズ事務所でも年間1人や2人はある。原因は脳出血、脳梗塞、脳腫瘍とさまざまで、Kさんのように完治する幸運な方もいるが、後遺症が残ることもある。みなさんも理解できないおかしな症状で不安があれば、一日も早くかかりつけの各ホームズ君に相談されることをお勧めしたい。

言葉が全く出てこない!!

H・Fさん（56歳・男性）が異変に気づいたのは、秋も深まり、北からの冷たい季節風が窓を叩き始めた頃のことだった。

事態は深刻だった。その日の午後、電話の受話器をとったHさんは、あまりの驚きに打ちのめされてしまった。何ということだろう。相手の話はすべて理解できるのに、返答の言葉が頭に浮かんでこないのだ。そう、Hさんは突然言葉が全く出てこなくなってしまったのである。

声だけなら出せるし、呼吸も問題ない。物を食べたり飲み込んだりもできた。それなのに、頭の中の言葉の情報だけがすっかり消滅してしまうなんて、まるでSF小説の世界のようだが、現実に起こったのだ。

突然言語を失ってしまったのである。

その電話は、たまたま傍に居合わせた奥さんが代わり、幸い話は済ませることができた。だがHさんは、事態が飲み込めないのとショックとでソファーに座りこんでしまい、しばらく動くこともできなかったのである。

奥さんとHさんが、この深刻な問題を抱えてわがホームズ事務所に相談にみえたのは、事件発生から間もない夕方5時半すぎであった。

当然のことながら、わが身にふりかかった大事件のため困惑した表情のHさんは、おどおどした雰囲気でいつもの元気さが感じられない。ホームズ君にうながされて立ち上がったHさんは、意外にも、目を閉じて立つこともできたし、左右それぞれで片足立ちもできた。握力も40 kgで左右に違いはない。それなのにボールペンを見せてもそれをボールペンと言うことができない。首を傾けたり、頭を振ったりするだけなのである。

一連の検査を見守っていたワトソン君が口を開いた。

「Hさんは、こちらから話しかける言葉はすべて理解しているのに、しゃべることだけが全くできない状態なんだね」

「そうなんだ。言語の障害には、唇や舌のマヒのため言葉がうまく発音できない構音障害と、言葉を全く失ってしまう失語症とがある。さらにその失語症にも3つの種類があるんだよ。言葉をしゃべることは可能だが聴いて理解できない『感覚性失語』と、聞いて理解はできるけどしゃべることができない『運動性失語』、そして理解も発語もできない『全失語』と」

ここまで話すとホームズ君は、Hさんと奥さんに向かって「Hさんの場合は運動性失語で、左前頭葉に障害が起きていると思われます」と説明した。

脳に障害が起きているとわかったら次は頭部CT検査だ。寸時を惜しむように断層写真を撮影すると、想像通りHさんの左前頭葉に約30 mlの脳出血が起きていた。失語症の原因は、この脳出血だったのである。

その晩、紹介先のN市立病院脳神経外科医によって発症後約6時間という超スピードで、その出血はすべて取り除かれた。幸運なHさんは10日後には退院となり、その後1年半の間に、かなりの言語機能を取り戻していったのである。


「話題が変わった時や、普段よく口にする言葉以外の言葉が出てきにくいんです。特に電話が困ります」と言いながらも、4年目になる現在では不自由を感じることなく会話ができるようになっている。

「ホームズ君、Hさんが異変に気づいてから手術まで数時間とかからなかった迅速な処置が、この奇跡的な回復の決め手になった。そう考えていいんだね」

「いや、実はそれだけではないんだ。脳出血の場合、一般には出血が神経線維を切断するように発生することが多い。そのために機能の障害も重いし回復も困難だ。しかしHさんの脳出血は、神経線維を圧迫するだけの出血だったのではないかと考えられるんだ。それでも、もちろん手術の時期が遅くなれば、どんな後遺症が残ったか想像できないけれどね」

脳神経系の病気に限らず、どの病気でも早期発見、早期診断、そして早期治療が完全回復の鍵であることには変わりはない。どんなことでも、かかりつけ医に気軽に相談していただきたいのである。

!? 繰り返す頭部打撲事件の謎

A君（17歳・男性）が、誤って自宅の階段を踏みはずし、転落して頭を強打するという不運な事件に遭遇したのは、ある日の早朝のことだった。

その日の夕方になっても、元気はつらつとしたA君本来の姿を取り戻せず、ボーッとしていて様子がおかしいということで、お母さんが付き添って相談に来られた。

頭部に触れてみても、幸いこぶや傷はない。ただ、お母さんが心配している通り、A君の受け答えがおかしい。何となく心ここにあらずという様子で、座っていても目を閉じている時が多く、ようやく目を覚ましているという感じなのだ。

「よほど強く頭を打って、脳の表面に出血しているんだろうか」。ワトソン君が心配そうに声をかけた。

ホームズ君はお母さんの話をうかがいながら、A君の過去のファイルを開いていた。

ホームズ探偵事務所では、開設以来15年間、すべての依頼人のファイルが保管されている。優秀な事務スタッフの手にかかると、ものの5分も経たないうちに、必要な書類がホームズ君の机の上に並ぶ仕組みになっている。貴重な記録写真（実はX線写真だが）も、きちんとそろえられて瞬時に出てくる。記録類の保存・活用も、ここぞという時には推理の有力な武器になる、決して侮れないものなのだ。

「ウーム。A君、きみは確か半年前にも自転車で転倒して検査を受けに来ているね。あの時は、検査は正常だったけれど、何となく気になっていたんだ。打撲の程度のわりに、ボーッとしている感じが強かったのでね」

神経学的検査や頭部CT検査は正常だったが、さらに精密な脳機能検査のため、N病院の脳神経外科を受診するように勧めた。

「原因がてんかん発作である可能性があります。検査をよろしく」と、紹介状の最後につけ加えておいた。

3日後、ホームズ探偵事務所にファックスが送られてきた。「元気に回復しておられますが脳波検査で、てんかん波がみつかりました。お薬で治療します」

「てんかんと聞くと、すぐに迷信や偏見が頭に浮かびがちだけれど、純然とした脳表面の神経細胞の病気で、一時的な発作であることが多いんだ。わかりやすくたとえれば、脳の地震ということができる。地震がひどいと、震源地の近くで公共交通機関が止まったりするだろう」

コーヒーカップを片手にホームズ君がワトソン君に説明を始めた。

「それと同じことが、脳のてんかん震源地の近くの脳神経にも起こり、機能が停止する。その結果多くの場合、意識を失うことになるんだ」

「A君の階段転落頭部打撲事件も、自転車横転意識消失事件も、原因はてんかんによる意識消失にあったというわけかい？」

肘かけ椅子に深く座り込んだワトソン君が尋ねた。

「断定はできないがね、その可能性が高い。頭部打撲が軽いわりに、意識がはっきりしない時間が長い……。これが、そう推理する決め手の1つだよ」

「とすると、まだ今回は軽くすんだほうということか。たとえば水の中や交通量の多い幹線道路で起きていたら、結果として、命にかかわることにもなりかねなかったんだね」

「てんかんは、診断さえしっかりつけば、発作を止め、予防する薬があるんだ」

「薬を飲んでいれば発作を防げるんだね、ホームズ君」

「そう。原因やタイプ別に使い分けられているけれど、しっかり服用し続ければ、効果はほぼ100％。つまり危険も回避できるというわけなんだ」

ホームズ事務所でも50人もの方々が、予防薬を上手に使って何の支障もなく仕事に就いたり、毎日を健康に送っておられる。

みなさんや周りの方々で、フーッと意識を失くすというような人がいれば、まず近くのかかりつけ医に相談されることをお勧めしたい。

!? パーキンソン氏病って知ってますか？

今から約190年ほど前になるが、1817年、イギリスの医師ジェームス・パーキンソンは、手足の震えから始まる、進行性の病気を世界で初めて報告した。この病気は、手指の震えとともに歩行が困難になり、さらに進むと身体が硬くなって動きが緩慢になる。しかし動作の障害だけで、知能は末期まで冒されないのが特徴である。

1996年のアトランタオリンピックの開会式に登壇して世界に熱いメッセージを送った、ボクシング元世界ヘビー級チャンピオン、モハメド・アリが闘病中ということで有名になったパーキンソン氏病が、その病名である。

パーキンソン氏病は決して高齢者だけの病気ではない。映画「バック・トゥ・ザ・フューチャー」の主役を演じたマイケル・J・フォックスも若くしてこの病気にかかり、現在も治療を続けている。

日本での発病率は、20年前は10万人あたりおよそ40人だったが、現在は10万人あたり約100人と増加の傾向にあり、決して珍しい病気ではないのだ。

Mさん（74歳・男性）が右手の震えに気づいたのは、もう5年も前のことであった。じっとしていようと思っても右手が不規則に震え、字を書こうとしても字にならない。歩くのもぎこちなくなり、ついには身体が思うように動かなくなってきて、車の運転もできなくなったのだった。

思い余って半年前、A総合病院を受診して薬を服用することになったのだが、困ったことが持ち上がった。「最新の特効薬です」との説明を受けた薬を飲むと、何となく気分が悪くなるのである。何度試みても結果は同じだった。思い切ってMさんは担当医に、薬を飲めないこと、震えが改善しないことを話し、相談を持ちかけたのだった。

しかし、担当医の説明は期待していたものとは違い、「震えが止まらないのは、薬を飲んでいないからです。しっかりと服用してください」と言うだけだった。

考えあぐねていたMさんだったが、家族と相談してホームズ事務所を訪ねてきたのである。

「Mさん、表情がどことなく冴えなくて、態度に緊張感が現れていた理由がよくわかりましたよ」。

一挙手一投足を丹念に見守っていたホームズ君がまず声をかけた。

ワトソン君も、心配気な表情で言葉をついだ。

「しかし、ホームズ君。特効薬と言われている薬が飲めなくて、果たして治療できるのかい?」

両手足の動きを微に入り細に入り検査をして、ひとりうなずきながら、ホームズ君はMさんに説明を始めた。

「Mさん。脳には、日常の動作をスムーズに行うために、身体のすべての部分の筋肉が無意識のうちに協調しあって動く、特別な神経システムがあるんです。そのシステムを作動させるための信号を伝達する、ある物質が不足するとパーキンソン氏病になることがわかっています。治療法は薬による内科治療が中心です。その薬には、①伝達する物質そのものを補う方法、②伝達物質が作用する場所を別の薬で刺激する方法、の2種類があるんです。今Mさんが飲めないで困っている薬は②にあたります。今日は、②の代わりに①の薬を差し上げますから試してみてください」

1週間後、Mさんは晴れ晴れとした表情で現れた。あの間断なく続いた右手の震えは「薬を飲み始めて3日で止まりました」と、笑顔で報告してくれた。

1か月後には車も運転できるようになり、以前と変わって気持ちも明るくなったということだった。病の進行を、くい止めることができたのだ。

「ホームズ君、いろいろな種類の薬がある中で、自分の身体に合ったものを探すことが重要なんだね」

「その通り。たとえ薬が合わなくても、そのことをかかりつけの各ホームズ君たちに伝え、考えてもらうことが大切だと思うよ」

!? 良薬に隠れた思わぬ副作用を見逃すな事件

Yさん（75歳・女性）が、ご主人と娘さんに連れられて、ホームズ事務所を訪ねて来たのは、ある年の初夏のことだった。

3人が応接室の椅子に腰をかけるとすぐ、心配そうな素振りで、とりつくろったような笑顔をしたYさんが、まず口を開いた。

「何が起こっているのか、私にはわからないんです」

おびえたような声と、あまりに唐突な言葉に「何が起きているのかわからないって、それはどういうことなんですか？」と、あわててホームズ君は聞き返した。

すると、ご主人が首を振りながら「いや、つまり、こういうことなんです」と、話を引き取った。

それは朝、目を覚ました後、ほんの1時間くらいのことなのだが、ここ数日、Yさんの反応が非常に鈍くなっているというのだった。周囲の人が声をかけても黙りこくっている上、どこを見ているのか目の焦点も定まっていない。その上、トイレまで間に合わず、失禁してしまっているというのだ。

「それは、おかしい……」。ワトソン君が、身を乗り出して相槌を打った。

しかも、しばらくするときちんと正気に戻って会話もできるし、元気に食事もとるというのである。

「ワトソン君、今のYさんの状態は、てんかん発作の一種に近いね。てんかんでも意識が短時間ボーッとして、時によっては尿失禁を起こすことがある。ただ……」

「しかし、毎朝、決まって同じ時間帯というのは……」

「そうなんだ。ないとはいえないが、毎朝決まってというのが、ひっかかるね」

うなずきながらホームズ君は「ところでYさん、いつも飲んでいるお薬はありますか?」と不安そうなYさんに尋ねた。

すると、住まいの近くの診療所で、高血圧症、糖尿病、高脂血症の薬をもらっていることがわかった。さらに、以前からの不眠のために、睡眠剤を服用していることも判明した。

ここまで話を聞くと、次は検査だ。神経学的検査で手足にマヒがないこと、平衡機能に異常がないことなどを確かめた後、頭部CT検査も行った。その結果、脳には異常がないことがわかったのだった。

続けてマークシート方式でうつ病の評価も行い、問診、記憶力テスト、計算力テストからなる認知症スクリーニング検査も行った。

かくしてYさんはうつ病でも、また認知症でもないことが確かめられた。

「つまり、Yさんの場合、普段の脳の機能は全く問題ないのに、毎朝、さまざまな症状が起きてしまうということなんだね。ホームズ君」

「ウーム、なるほど……」

しばらく考え込んでいたホームズ君は、ゆっくりと口を開いた。

「これは、朝に何か起きると考えるよりは、夜の睡眠の続きが朝に持ち越されていると考えたほうが、むしろ自然なのではないかな、ワトソン君」

「と、言うことは？」

「たとえばだよ、寝る前に飲んでいる睡眠薬が効き過ぎて、朝まで薬の働きが残っていると考えられないこともない」

「なるほど……」

さっそくYさんの睡眠のための薬は、「超短時間作用型」という、眠りにつく時間だけ効果を示す睡眠剤に変更してみることになった。


1週間後、再びホームズ事務所を訪れたYさんは、全く別人のように本来の自分を取り戻していた。瞳も輝いて、顔全体が明るくなった。「お陰で元気になりました」という声も明るく響いていた。

「高齢の方は、腎臓や肝臓の働きが低下していて、薬の分解や排泄の能力が若い人とは全く違うこともあるんだね、ホームズ君」

「そうなんだ。最近の薬剤の進歩は目覚ましいし、優れた薬が次々と開発されている。しかし一方、隠れた危険性にも気を配る必要があると思うよ」

「特に高齢の方にはね」

新緑の木々を渡って来た爽やかな風が、カーテンを揺らしていた。

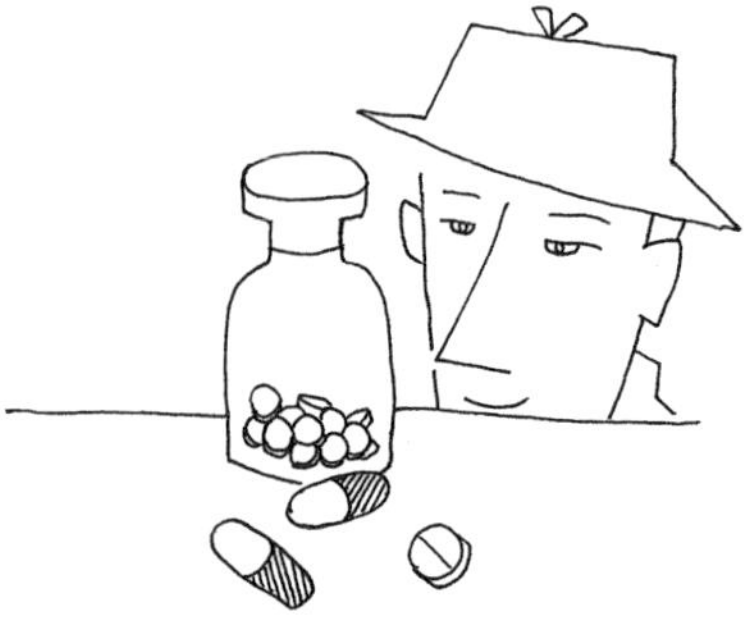

!?

驚異の超迅速治療＝ガンマナイフ

それは、秋も深まり、樹々が冬支度を始めた頃のこと。どんよりと曇ったある日、Aさん（69歳・女性）は頭痛とめまいを感じて目を覚ました。実は1か月ほど前から頭が重い感じはあった。しかし今朝のように、頭のてっぺんからズンと押さえつけられるような痛みは初めてだ。その上、立っていられないくらい体がふらついている。「頭に何か異変が起きているのではないか」。不安を感じたAさんは、ホームズ事務所を訪ねてきたのだった。

ソファーで座って待つことができず、傷の消毒や切開をする処置用のベッドにとりあえず横になってもらった。そんなAさんを一目見るなり、ホームズ君は「何かあるな」と直感した。

そこでまず緊急頭部CT検査を受けてもらった。するとそのフィルムに、ホームズ君の目は釘づけになった。

「右の大脳前頭葉……かなり深いところに何かあるね」と、肩越しにワトソン君が話しかけてきた。

「うん、色あいも正常の脳よりグレー（灰色）がかっている」

「形は、ちょうどこんぺいとうのように、表面が出っ張ったり、引っ込んだりして……」

「正常の脳組織が、腫瘍のために圧迫されるとこうした形に見えるんだよ」

「と、いうことは……」

ゆっくりお話をうかがうと、Aさんはすでに、ある病気のために県立成人病センターに通院中だとわかった。ホームズ君は、すぐにAさんの病状と検査結果を手紙にしたため、センターの主治医へ渡すよう伝えたのだった。

数日後、Aさんはセンター内の脳神経外科で精密検査を受け、脳腫瘍がただ1つだけであることが確かめられると、Aさんにある決断が下された。それは、S病院ガンマナイフセンターで徹底的に治療を行うというものだった。

Aさんは、入院初日の全身的な検査、2日目の病巣位置を決める綿密な検査の後、ガンマ線照射を2~3時間受けた。そして3日目には、元気に歩いて退院となったのである。

「ホームズ君、脳腫瘍と聞くと、手足がしびれたり、マヒを起こしたり、とんでもなく大変な症状が出るものだと思っていたけど、Aさんのように頭痛だけ、ということもあるんだね」

「そうなんだ。直径15㎝あまり、重さにして1㎏くらいの脳には、障害が起きても初期には症状として何も現れない部分がある。代表的なのは、右大脳の前頭葉や側頭葉だ」

「とすると、何か脳に心配がある時は、早目に検査を受けたほうが良いというわけか……」

「脳の検査にはCT検査、MRI、MRA、CTアンギオ（CT血管造影）など、安全で精度の高い診断技術がそろっているからね。ただ、やたらと怖がって検査に頼りすぎるのは問題だけど」

「それにしても、ガンマナイフってすごい治療法だね。数時間の照射で脳腫瘍が消えてしまうなんて、考えもしなかったよ」

ガンマナイフ治療は、1968年にスウェーデンで開発された放射線治療である。入院は3日間。201本のガンマ線（X線よりもさらに波長の短い電磁波）を脳内の1点に集中させ、限られた病変部だけに、有効な放射線量を照射する治療法である。照射部位は、まるでメスで切ったように周りの正常部位と鮮明に区別される。つまり、あたかもナイフで切ったように治療されることから「ガンマナイフ」と呼ばれるようになったのだ。

手術をしないのに手術で切り取ったような効果が得られる上、たった3日間入院するだけでよいのだからすごい。現在のところ対象となるのは脳だけで、主に脳腫瘍と脳動静脈奇形が治療されている。

詳しい情報については、かかりつけの各ホームズ君や、近くの脳神経外科で相談されることをお勧めしたい。

脳卒中を見破れ！

Oさん（73歳・男性）が、左半身の異常を感じてホームズ事務所を訪ねて来たのは、街に慌ただしい雰囲気が感じられるクリスマス間近のある日のことだった。

右手はお箸を正確に扱えるが、左手は茶碗をうまく持てない。正確に言うと、左手が茶碗に到達しない。自分の意志で思うような動きができないとでも言おうか。左足も身体を支えるのに精いっぱいで、スムーズに歩けなかったのである。

今朝行った総合病院の内科では、たまたま「めまい」を治療してもらっていることもあって、今回も「めまい」の延長くらいとしか対応してもらえなかった。「脳卒中だったら大変だ」という奥さんの助言もあり、その足で午前中にホームズ事務所へ相談に駆けつけたというわけだった。

病院で「脳卒中ではない」という根拠になった握力をもう一度調べてみると、確かに右手も左手も40 kgで力は十分にあった。しかし左足は、片足では立つこともできない。頭のてっぺんから足の先まで微に入り細にわたり検査していくと、力の十分ある左腕に、ある異常が見つかったのである。

目の前で両手の人指し指を合わせるように言っても、指がすれ違ってしまうのだ。自分の鼻を人指し指の指先で触るように言うと、右手は正確にできても左手は大きくそれてしまう。

「ホームズ君、Oさんは空間の距離感がうまくつかめていないように見えるね」とワトソン君が口を開くと、大きくうなずいてホームズ君が説明を始めた。

「Oさん。そして奥さん。急いで来られたのは本当に良かったと思います。今Oさんに起きているることは、脳卒中によくあるような半身マヒではありません。いくつもの筋肉が歩調を合わせるように共同して動作をする機能の障害です。これも立派な脳卒中の症状なんですよ」

「そうなのか。脳卒中にもさまざまな症状があるんだね、ホームズ君」。ワトソン君は目を丸くして振り向くと、Oさん夫妻と目を合わせた。

すぐにホームズ事務所で撮影された頭部CTでも、右大脳の深い所や左小脳にそれとわかる脳梗塞の陰がいくつも見えたのだった。

時を移さずOさんは、脳神経外科に入院となった。そしてただちに「t-PA」という血栓を溶かす新薬が点滴注射されたのだった。

迅速な処置が功を奏して、Oさんは半月の入院で症状も軽くなり、日常生活に戻った。左足を少し引きずるが、左手はすっかり良くなったのだった。


脳卒中の治療は最近非常に進歩した。特に脳梗塞の場合、超早期（=症状が出てから3時間まで）に血栓溶解剤を使うと、ほとんど症状が消えてしまうほど劇的に治るようになった。そのために以前にも増して早く専門医の診察を受け、そして的確な診断を得ることが大切になっている。読者のみなさんも、身体の変化を敏感に捉える重要さをしっかり記憶しておいていただきたい。

ところで、早期治療よりさらに大切なのは、予防である。脳卒中の予防と患者・家族の支援をめざすボランティア組織、日本脳卒中協会（http://jsa-web.org/）では、「脳卒中予防十か条」を発表して注意を呼びかけている。

1　手始めに　高血圧から　治しましょう
2　糖尿病　放っておいたら　悔い残る
3　不整脈　見つかり次第　すぐ受診
4　予防には　たばこを止める　意志を持て
5　アルコール　控えめは薬　過ぎれば毒
6　高すぎる　コレステロールも　見逃すな
7　お食事の　塩分・脂肪　控えめに
8　体力に　合った運動　続けよう
9　万病の　引き金になる　太りすぎ
10　脳卒中　起きたらすぐに　病院へ

さあ、「十か条」を頭に置いて、防げる病気、脳卒中を予防しようではありませんか。

!? いつも微笑みを忘れない女性が教えてくれた若さの秘密

その白髪で度の強い眼鏡をかけた顔なじみの老婦人Aさん（85歳）がホームズ事務所を訪れたのは、2月の初め。まだ寒さ厳しい真冬の早朝のことであった。

いつもは歩行用の手押し車でゆっくりと応接室に入ってくるのに、今日は入所中の施設の職員につき添われ、車椅子でやって来たのだった。

「どうされたのですか、Aさん」。ホームズ君がX線写真を眺めている時、Aさんに気がついたワトソン君が声をかけた。Aさんの表情は、いつもと比べて明らかに疲れ切っており、反応も鈍いように見受けられた。

「コ、コンニチワ」。声は鼻にぬけるように力なく、歯切れが悪かった。

「Aさん。しゃべりにくいようだね」。異変にホームズ君も気がついた。

Aさんの話によれば、体調に変化が見られたのは、昨日の夕方からだった。その時Aさんは部屋で、身体がフワフワするような、浮遊感を感じたのだった。血圧を計ると183～125と、非常に高い値だった。高血圧症で、すでに長い間治療中だったAさんは、すぐに血圧の薬を1錠、余分に飲んだ。しばらくすると血圧は163～95と、少し高目ではあるが低くなり、気分は良くなった。

翌朝、目を覚ましたAさんは、口の周囲の重だるさに気づいた。声を出してみると、発声はできるが、「口がまわりにくい」ことがはっきりとわかった。そこで施設職員の手を借りて、大急ぎでホームズ事務所に駆けつけた、というわけだったのだ。

「ホームズ君、口がまわりにくいというのは、例のベルマヒ、顔面神経マヒというわけかい？　あの、それウイルス病の……」

「いや、違うな。ほんのわずかだが、左手にもマヒが見て取れる。脳卒中の危険があるよ」

血圧測定と神経系の診察の後、続いてCT検査も行った。CTには、しかし明らかな病変はない。

「マヒがあるのに、CT上、出血も腫瘍もないことがわかれば、まだCTで検知できない超急性期、詰まったばかりの脳梗塞だ。のんびりしてはおれないよ。ワトソン君」

ただちにB総合病院脳外科に連絡をとると、電話口に出たのはK脳外科部長だった。話を聞くなりK部長は「わかりました。すぐいらしてください」とテキパキと答えてくれた。

治療開始まで3時間以内であったため、B病院脳外科では「魔法の薬」t－PAを点滴した。幸いAさんは、迅速な連携と的確な処置により、全く後遺症を残さず、完璧に治癒したのだった。

いつかホームズ君がAさんにいただいた葉書に、こういう一節があった。

「歳を重ねただけで人は老いない

夢を失なった時はじめて老いる

……」

勇気と希望、ほほえみを忘れず
いのちのメッセージを受信し続けるかぎり
あなたは何時までも青年
・・・・・
たとえ80歳であっても
あなたは常に青春」

サムエル・ウルマン作／新井満自由訳「青春とは」より

思えば、7年前初めてAさんが事務所を訪ねて来られた時、大けがの話をしたのを覚えている。何と、両方の鎖骨、右肩甲骨、右膝、右中指、左小指と6か所も骨折したということだった。それなのに、嘆くでもなく、サラリと言ってのけているという風情が鮮烈な印象として残っているのだ。

その後も長い間、持病の股関節の痛みのため自力で立つことができなかった。

2年前には年齢を考えると大きな負担となる股関節を人工股関節にするという手術に踏み切った。

その後、車椅子の生活になってもいつも微笑んでいるAさんに「つらいとか、痛いとか、一度もあなたから聞いたことがないのは、どうしてですか」とホームズ君が尋ねたことがある。

やはりニコニコしながら、Aさんが返してくれた答えは「どこかで言ってるんでしょうよ」であった。

!? 脳卒中…決して高齢者の病気ではないんだよ事件

Nさん（44歳・男性）は、職場検診で高血圧症を指摘されていたが、自覚症状がなく検診以外に血圧を測る機会もなかった。そのため、どの程度の病状か確かめることもなく、高血圧症をついつい放置するという結果になっていた。

ある年の11月初め、Nさんは治療を怠っていた高血圧症が原因となって、大変な病気と遭遇することになってしまったのだった。

その日は数日前からの風邪症状もあって、全身のだるさにさいなまれながらも1日の仕事を何とかこなしていた。夕方5時近く、もう少しで終業という時に突然、左手足にしびれを感じ、すぐ直後から左手足が重くなったのである。とは言っても、歩くこともできたし、手や指も全く使えないということもない。Nさんは、しばらくこのまま様子をみていようと帰宅したのだった。

翌日の朝、少しは症状が軽くなっているだろうというNさんの期待は裏切られてしまった。決して悪くなってはいなかったが、左の手も足も相変わらず重く感じられ、指に触っても目をつぶっていれば、それがどの指なのかもわからないのだった。

Nさんはやむを得ず、会社に休む旨の電話を入れ、ホームズ事務所に相談に来たのだった。

「左手足の筋肉の力は、右に比べて明らかに弱いですね。その上、軽いマヒのある左半身で知覚も低下しています。ということは、反対側の右の大脳に何か起きているということなのです」

診察を終えたホームズ君の言葉に、Nさんは事の重大さをようやく悟ったようだった。すぐに行った頭部CTの結果は、脳出血だったのである。

Nさんはその日、A総合病院脳神経外科に入院となった。


「ホームズ君。44歳のNさんのように、若い人にも脳卒中は起こるんだね」

「そう、高血圧症を放っておくと、若い人も脳卒中になることがある。決して高齢者の病気ではないんだよ」

「ところで、脳出血と聞いただけで、激しい頭痛がありそうに思うし、意識もなくなるように考えてしまうのだけど、違うんだね」

「脳出血であっても小さな出血では頭痛もないし、意識がはっきりしていることも多い。Nさんのようにね」

「そうだとすると、たとえ手足にマヒが起きても、その原因が脳出血なのか脳梗塞なのか、区別がつきにくいということになるね」

「その通りなんだ。1970年代半ば、頭部CTが実用化されるまでは、問診の他、症状の重さや、腰骨の間に針を刺して採取した脳脊髄液の色などで、出血か梗塞か区別していた。しかし現在では、症状の重さでは出血と梗塞は区別がつかない、ということは常識になっている。さらに脳脊髄液に血液が混じっていない脳出血もざらにあることがわかったんだ。かつての診断基準が簡単にくつがえったその理由は、頭部CTで脳の中の病気が直接見えるようになったからなんだ」

「脳出血も脳梗塞と同じように、最近は軽く済むことが多いそうだね」

「専門家の間では、高血圧症の治療・管理が進んだからだと考えられている。その上そもそも食生活の西洋化・高栄養化で、脳の血管が破れにくくなっているとも言われているんだよ」

Nさんは約2週間の入院で、点滴による脳の浮腫（腫れ）を治す治療を受けた。幸い症状は日増しに軽くなり、退院することができた。その上、入院中から始めた薬による高血圧治療をしっかり守って続けている。もう丸2年間、脳出血の再発を予防できているのだ。ホームズ君もNさんには、このペースを守って頑張ってほしいと願っている。


近年、症状が軽くなる傾向があるとはいえ、脳出血が重い脳の病気であることには変わりはない。予防の第一は、高血圧症の治療。そして禁煙と飲酒の制限。糖尿病、高脂血症、肥満の治療だ。食生活を見直し、運動を日課に取り入れて、脳出血を予防しよう。

Column

● 私の専門——脳神経外科

佐久総合病院で内科医として勤務していた3年間に，私は主に脳血管障害，いわゆる脳卒中の患者さんの診断と治療をしていました。脳卒中の患者さんの症状は，同じように見えて，みなそれぞれ違っていました。どこの神経細胞がどの程度障害されているかによって症状も異なり，回復も多様でした。リハビリテーションの効果の程度も実にさまざまだったのです。正確な診断の上に手術も含めた徹底的な治療，そして適切なリハビリで，もっと患者さんの症状を軽くすることができるのではないか。私はそう思いました。そこで，脳の働きや血液の流れ，脳の神経細胞の活性などについてももっと深く勉強し，治療に生かしたいと考えるようになりました。幸いにも神戸大学医学部脳神経外科教授の松本悟先生の許可をいただいて大学で医局員として働きながら，研究することになったのです。

最近は，手術を行う対象は厳密に決められるようになっていて，脳外科の手術で，脳卒中の患者さんの命を救ったり，機能を回復させたりする場面は，必ずしも多いとは言えません。しかし，頭部外傷，脳腫瘍，くも膜下出血の患者さんのように脳外科の手術治療でなければ治せない病気は確かにあります。脳の病気は緊急性が高いことが多いので，早期の的確な診断が求められます。認知症や軽いうつ病の診断をする時も，脳外科医としての知識と経験をフルに活用して，神経学的検査，Ｘ線ＣＴやＭＲＩ検査を含め，徹底して精密検査をするようにしています。

からだの話

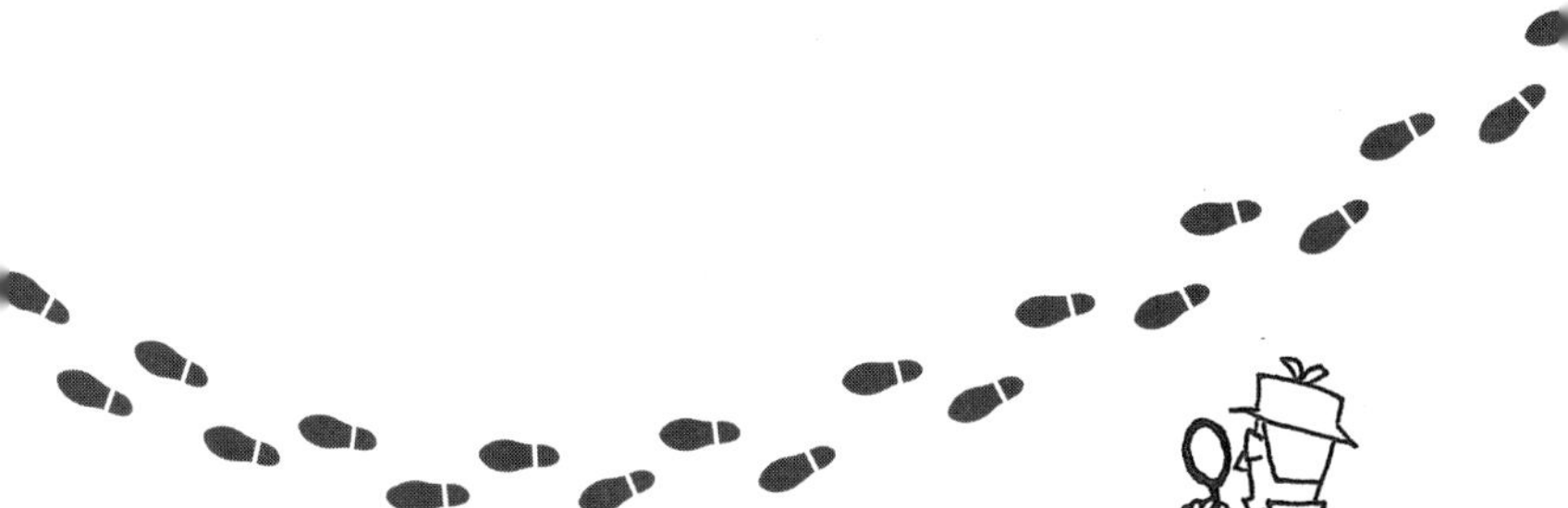

片頭痛って、どういう頭痛?

Pさん(56歳・女性)は、ここ1週間ほど元気がなかった。理由は、断続的に襲う左頭頂部の頭痛だった。重い病気があるのではないかという不安が日一日と高じ、食欲も落ちてきた。

折りよく町ぐるみ検診があったので、思い切って保健師さんにその悩みを打ち明けた。今日、その保健師さんの勧めで、ホームズ事務所を訪ねてみたというわけだった。

Pさんが応接用の肘かけ椅子に腰かけるのと同時に、「左の顔面がマヒしてますね」とホームズ君が口を開いた。

「ええ、4~5年前に急に左の顔面がマヒして、耳鼻科に入院したことがあります」

「左の口角から食べ物が流れ出て困られたことでしょう」

「その通りです」

「その上、食べ物が口の中で左側に溜まってしまい、噛むのに苦労されたと思います」

「ええ、そうなんです」

Pさんは「なぜ?」という風に驚きの表情を浮かべた。

「ホームズ君、どうしてそこまでわかるんだ?」と、横からワトソン君が口をはさんだ。

「Pさんの左目は右目に比べ、少し大きいのに君も気づいていたと思う。よく見ていると、左まぶたの動きが少し遅いことにも気づくだろう。神経の専門家が細かに観察して初めてわかるほどの、ごく軽いマヒがあるんだよ。それで顔面マヒにかかったことはないか尋ねてみたわけだ。すると、入院して治療をしたことがわかった。入院治療となると初期に徹底的に治したということだ。さらに4~5年も経っているという。徹底的に治療をし、もうそれが4~5年も前だとなると、今たとえわずかでもマヒの後遺症が残っていることには意味がある。つまり、当時のマヒは相当重症だったということなんだよ」

ホームズ君はそう説明すると、「そうですよね、Pさん」とPさんに確かめるように尋ねた。

「その通りです」。そう答えるPさんの表情は、心なしか和らいで見えた。

ところでPさんの頭痛だが、引き続き行われた詳しい神経系の診察やCT検査の結果、幸い脳腫瘍や脳出血、脳梗塞などではないことが確かめられた。さらに、ゆっくりと時間をとって問診が進められ、その結果、次のような「片頭痛」特有の症状や項目のうちのいくつかに当てはまったのだった。

①頭痛が拍動性である。
②頭痛に吐き気や嘔吐を伴う。
③激しい頭痛のため半日から、ひどい時は2~3日も寝込んでしまう。
④光をまぶしく感じる（光過敏）。あるいは周囲の物音にイライラしてしまう（音過敏）。

⑤目の前にギザギザした光が見えたり、あるいは見えにくい部分ができる。
⑥頭痛に伴って片目から涙が出たり、顔面半分が紅潮したりする。
⑦頭痛が起こることが、前もって前兆でわかる。
⑧両親・祖父母に片頭痛治療で治る「頭痛持ち」の人がいる。

そもそも片頭痛で悩む人は決して少なくない。頭痛そのものが激しいだけでなく嘔吐を伴い、寝込んでしまうなど、日常生活上の支障も大きい。その上、他人には一見健康に見えるため、周囲の理解が得られないという、大変つらい環境にあることが多いのだ。

しかし、この2~3年で片頭痛治療は大きく変わった。頭痛の種類が片頭痛であると的確に診断できれば、片頭痛発作にはトリプタンという治療薬が開発され、予防には塩酸ロメリジンという安全性の高い薬が商品化されたからである。

片頭痛に限らず、頭痛に悩まされている方々は多いと思う。現在では頭痛の原因・種類によって、きめ細かい対処が可能になっていることを、読者のみなさんにも知っておいていただきたいと思うのである。

!?「頭が痛い」…子どもの叫びを見逃すな事件

「ワトソン君、君の奥さんは確か頭痛持ちだったね」

ある晴れた5月の朝、事務所の窓からプラタナスの並木通りを眺めながら、ホームズ君がワトソン君に声をかけた。

「うん、そうなんだ。肩こりと関係した緊張型頭痛ってやつで、幸い鎮痛薬がよく効いて、それほど困ってはいないようだがね。それが何か？」

ちょうど窓の下に止まったスクールバスに、いく人かの小学生が乗り込むのを見ながらホームズ君は続けた。

「いや。最近、頭痛持ちの子どもたちを何人か診ているのでね」

「フーン。頭痛で困っている子どもたちがいるとは、僕の認識不足かもしれないが、信じられない気がするよ。子どもたちって、たいてい天真爛漫で、走りまわって遊んでいるうちに頭の痛いことなど忘れてしまうって思っていたからね」

窓際のソファーに腰をおろし、ワトソン君のほうに向き直ったホームズ君が言葉をついだ。

「そうだね。確かに多くの場合は一時的なもので、特に手当ても要らない。その上、たとえ薬が必要であっても、一般的な痛み止めがよく効くことがほとんどだ。でも中には、普通の痛み止めが効きにくくて、何度も繰り返すうちに学校を休みがちになるっていう場合もある。そうしたケースの中には『子どもの片頭痛』っていう病気が隠されていることがあるんだ」

東京女子医科大学の清水俊彦講師は、子どもの片頭痛はよく見かける病気で、診断や治療が不適切だといわゆる5月病や不登校の原因にもなると警鐘を鳴らしている。

子どもの片頭痛の症状は大人の場合とはかなり異なり、その特徴は次のようなものである。

・いきなり始まり、短時間でおさまる。
・吐き気や嘔吐など、お腹の症状が強い。
・必ずしも片方の頭が痛むのではなく、頭全体を締めつけられるような痛みであることが多い。
・平日に多く、週末は元気なことが多い。

また、次のような子どもに多くみられるとも言われているので要注意だ。

・周期的に嘔吐する「自家中毒」の子ども。
・立ちくらみをしばしば繰り返す起立性低血圧の子ども。
・食物アレルギーや花粉症、それにぜんそくなどアレルギー疾患を持つ子ども。

特に注意を払う必要のある症状は、次の3つだ。

①閃輝性暗点　片頭痛の人の10～20％に見られる、いわば前触れ症状で、ギザギザした光が見えたり目がチカチカすること。
②光過敏　片頭痛の発作中に、日光や電灯の光で頭痛が増強するという症状。
③音過敏　頭痛が起きている時に、周囲の音がうっとうしく感じられたり、また音によって頭痛が強くなる症状。

日本人の場合は、他に「匂い過敏」も起きやすいとされている。光、音、匂いに脳が過敏に反応する状態になっているためと考えられている。


「ワトソン君、子どもの片頭痛は平日、つまり学校のある日に起きやすく、急に始まりいきなり消失する。したがって『怠け病』と思われることが多いらしいんだ」

「それは気の毒だね、片頭痛の子どもさんが。とすると、家族はもちろんのこと、学校関係者、特に養護の先生には片頭痛の正しい知識が必要ってことだね」

「その通りなんだ、ワトソン君。子どもたちは頭痛のことをうまく表現できないケースも多い。

だから周囲の人が細かく聞き出すことが必要だ。頭痛を度々訴える子どもで、光過敏や音過敏があれば片頭痛と言っていい。その上、家族に片頭痛の人がいれば、もう確実と言っていいだろう。軽く考えたり反対に深刻に考え過ぎず、かかりつけ医に相談されることをお勧めする。片頭痛は今や、薬で治療できる病気なんだからね」

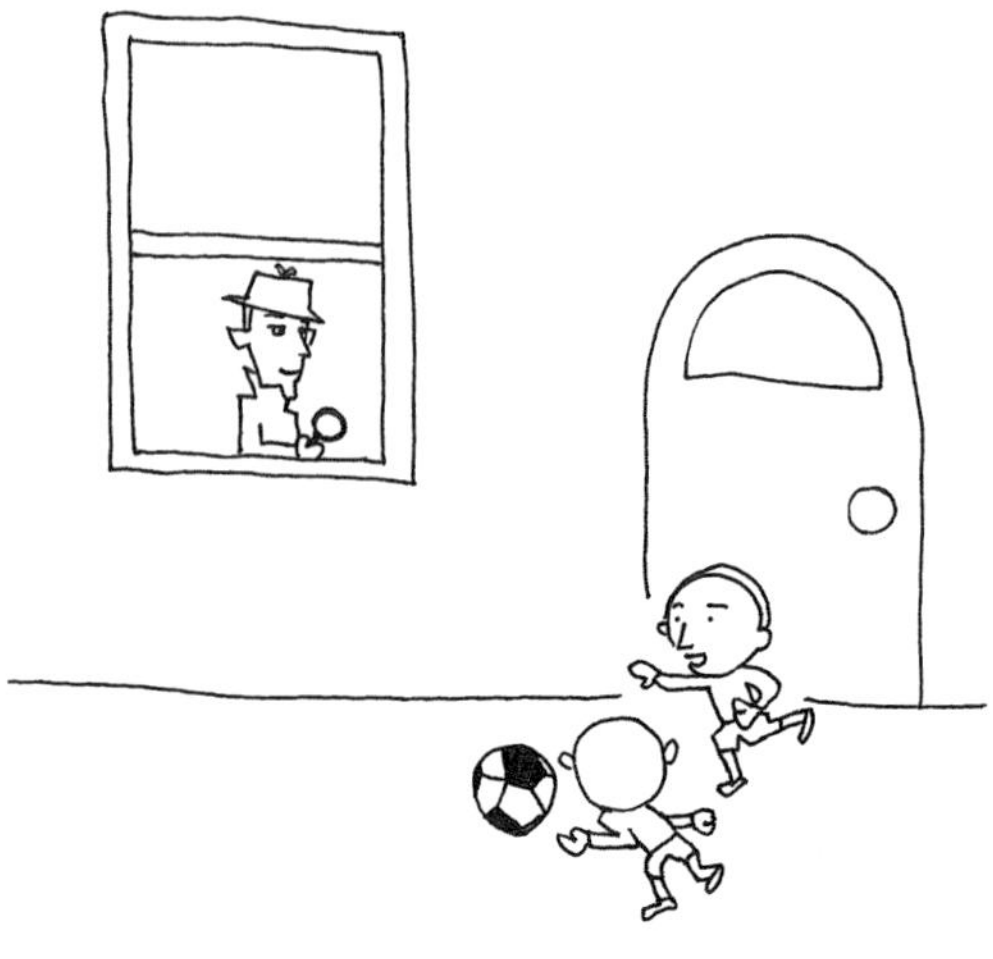

!? 突然の顔面マヒを推理する

M眼科医院からの依頼状を持って、Tさん（18歳・女性）がホームズ探偵事務所を訪れたのは、街路樹の葉も黄色く変わりつつある秋半ばで、夕刻とは言ってもあたりが薄暗くなる頃であった。

この地域の名医との評判の高いM医師の手紙は、いつものように懇切丁寧に症状が書かれており、一度目を通すと経過や現状がたちどころに理解できる。その上、大変達筆で、依頼状のお手本としてもよいくらいの格調高い文面なのである。

今回のTさんにまつわる事件は、2日前に始まる右顔面の異和感だった。右眼の上まぶたや唇の右側に、時折ひきつれるような動きがあるというのである。Tさんは、まぶたの重い感じが気になってまず眼科を受診したのだが、M医師の診察では、眼球の位置も眼球運動も瞳孔も眼底にも異常はない。「脳や神経系はどうでしょうか」という事件解決の依頼だった。

さて、応接室の肘かけ椅子に座ったTさんは、右まぶたの重い感じやひきつれなどの異和感について、理路整然と話してくれた。おそらくM医師にも説明して、頭の中でよく整理されているのだろう。彼女の話はよく理解できた。隣の椅子に不安気な表情で座ったお母さんも、特に口をはさむことなく一連の不可解な事件の経過が語られていった。

その話を聞きながら、ホームズ君はじっとTさんの表情を観察していたが、ほどなく、話を終えたTさんに向かって口を開いた。

「Tさん、あなたは異和感を感じているという右顔面のことばかり気にされていますが、実は反対側の左顔面がマヒしているのですよ」

「えっ」と驚いた様子をみせたTさんに「両眼をつぶってみてください」と言うと、右眼は普通に閉じたが、左眼は完全に閉じず白眼が見える状態で開いたままだった。だがそれだけでは、Tさん自身が気がつきにくい。次に「頬をふくらませて口笛を吹いてみてください」と言うと、「あっ、左の唇の間から空気がもれてしまう」とさらに驚いた声をあげた。隣のお母さんもその時初めて、Tさんの左顔面のマヒに気づいたのだった。

一連の神経学的検査の後、ただちに撮影された頭部CTでは、脳内にも内耳にも異常はみられなかった。だがホームズ君は、ものの十数分間で、脳から左顔面の筋肉へ伸びて表情筋を動かす左顔面神経が、頭蓋骨を通過するどこか末梢部で機能を失ってマヒしているのだと診断した。

ただちに病状が説明され、Tさんは近くの総合病院耳鼻咽喉科に入院となった。数日間、神経機能回復のための点滴注射や、内服薬による治療を受け、約1か月後には90%以上の回復をみたのだった。可愛い女子高校生の顔に、マヒが残らずにすんで本当に良かった。

あの日、Tさんとお母さんが帰られた後、ワトソン君が「M先生が、よく脳神経系の精密検査を考えて紹介してくださったね」と口を開いた。
「その通りだね。Tさんも、なぜ障害のない右側ばかりに関心が向いていたのか、その理由はよくわからないが、左顔面マヒに気づかなかったら、そしてそのために治療が遅れていたら、たぶん後遺症が残っただろうね」

このような片側だけの顔面神経マヒは、18世紀末、スコットランドの外科医チャールズ・ベル卿が発見して以来、「ベルのマヒ」とも言われており、現在では、ウイルスの感染が原因ではないかと考えられている。幸い人から人へと感染はせず、大半は治療で完全に回復する。が、注意を要するのは、初期に適切な治療を受けないと、重いマヒが残るケースがあることだ。

すでに早期発見、早期治療の大切さは、みなさんよく理解していると思う。しかし病気は、医者にかかればすぐわかるというものではない。Tさんのように、ただちに診断がつかない場合のほうが、むしろ多いということをよく知っておく必要がある。異和感や異常を感じたら、すぐにかかりつけの各ホームズ君に相談することをお勧めしたい。

遠近感がわからない!

F・Kさん（45歳・女性）が目のあたりの異和感に気づいたのは、ある年のゴールデンウィーク過ぎのことだった。朝目覚めてからわずか数時間のうちに、物がすべて二重に見えるようになったのだ。どこを見ても目の前の情景が二重に見える……こんなことでは生活していけない。Fさんは不安いっぱいの表情でホームズ探偵事務所を訪ねてきたのだった。

物が二重に見える理由はすぐにわかった。左目がわずかに外側に寄り、左右の眼球の位置にズレが生じているのだ。左眼を内側、つまり鼻へ向かって引っ張る筋肉がマヒを起こしていたのである。

そもそも眼球は左右一緒に同じ方向を向いてこそ、左右の瞳孔（黒目の部分）から入った光の信号が大脳後頭葉へ伝わり1つの像が結べるのだ。もし眼球の位置が左右で違っていたら、大脳で認識される像にズレが生じ、二重の像として見えてしまう。さらに1つの像として見えることで、無意識のうちに遠近感も認識できている。そのため二重に見えたのでは、遠近感にも支障をきたすことになるのだ。

理由がわかったら次は原因の探索だ。しかし頭部CT、MRI、MRA、血液生化学検査、それに内分泌機能検査まで、神経マヒを起こしうる原因について検査を行ったが、結果はすべて正常だった。大学病院の眼科にも紹介したが、原因・治療のいずれにも決定打となる返事は返ってこなかった。

こうなったら長期戦だ。ビタミンB剤を服用しながら、辛抱強く回復を待つしかない。ホームズ君は、Fさんに「半年かかるけれど必ず良くなるので頑張りましょう」と説明した。

ところで、神経系の病気が治ってゆく過程では、不思議なことに「3」という数字がキーポイントになる。まず病気が起きた直後の3日間は、少しずつ症状が進行して重くなる。その後3週間は緩やかな改善が続き、軽い症状の場合はここで完治することが多い。重症のマヒの場合も、3か月から6か月のリハビリテーションで、回復しうる限度いっぱいくらいまでは改善する。しかしそれを過ぎると、残った障害は後遺症となり、さらなる改善は非常に困難になるのである。

実はFさんの場合、その6か月目になっても治らなかった。左上方を見る時以外は、常にすべての物体が二重に見えるため、片方の目を眼帯で覆って生活していた。そのため、遠近感が全く感じとれないという不便極まりない生活を強いられていたのである。

ただ救いは、7か月目、8か月目を越えると、わずかずつだが物の見え方が二重にならないようになってきていることだった。そして10か月目に入ると、Fさんの言葉を借りれば「目に力を入れると、1つに見えるようになった」のだった。

その後も、15か月で、顔を少し動かして眼球の動きの不十分さを補えば、1つの像を結べるようになった。20か月で、二重に見える程度が非常に軽くなり、遂に自動車の運転ができるまでになったのである。そして丸2年で、意識して注視していないとめまいを感じるものの、日常生活にはほとんど支障がなくなったのだった。

「ホームズ君、思ったよりずっと時間はかかったけれど、治ってよかったね」

最終的にFさんが後遺症を残さず治ったとわかり、声をはずませるワトソン君に、ホームズ君が言った。

「こんなに長い時間をかけてマヒの回復を見続けたのは初めてだった。本当に治って良かったよ。でも、この治癒をもたらした原動力は、Fさんの明るい性格にあったのではないかと考えているんだ。片目だけの不自由な生活でも、ある方向を見た時には二重にならない、顔を動かしながら目で追うとはっきり見えるなどと、いろいろ工夫をしていた。そして解決への一歩を発見するたびに、満面の笑みでその喜びを素直に表していたんだ。2週間に一度話をうかがうたびに、実は僕のほうがFさんから元気をもらっていたんだよ」

病気からの回復……。病気はつらいものだが、長い時を費やしても治っていくことがある。大切なのは、その長い道程の間の心の在り方ではないかと思うのだが、どうだろう。

!?

急性肺炎と大腿骨骨折…次々と襲う病魔を克服した力とは?

Y・Tさん（86歳）は、気さくで他人の面倒をよくみる、話し好きな女性である。ホームズ事務所の相談室でも、ドア越しに聞こえてくるYさんの声は、いつも若々しくて張りがある。少し開いたドアの間からのぞいてみると、順番を待つ相談者の人たちに、ニコニコと笑顔で声をかけて話しこむ姿をよく見かけたものだ。

心が沈んでいるのか、うつむいた同年代の女性の横に座って、下からその顔をのぞきこむように話をしたり、足元のおぼつかないお年寄りの手を引いてソファに案内したり……。ホームズ君は、そんなYさんの立居ふるまいにはいつも一目置いていたのである。

そのYさんが、少し疲れた表情でホームズ君の元へ相談にみえたのは、ある年の10月初めのことだった。

話を聞いてホームズ君も初めて知ったのだが、Yさんは戦争でご主人を亡くされた戦争未亡人だった。長い間、遺族会の責任者として、同じ境遇の20人もの女性たちを引率し、1年に1回、沖縄での慰霊祭に参加していたのだった。

今年も11月に、遺族会の人たちを連れて慰霊の旅行に出かける予定でいるのに、この数日間、咳と痰が徐々にひどくなり、夜横になると呼吸も苦しいというのである。

胸部の聴診では呼吸音が弱く、X線写真でも右肺に陰影が見えた。少し胸水も溜まっているようだ。大急ぎで胸部CT検査を行うと、右胸水がはっきりと見えた上、X線写真では輪郭のはっきりしなかった陰影が、CTではあたかも肺ガンのように腫瘤状に見えたのだった。これでは呼吸も苦しいわけだ。

ホームズ君は、暗くなる気持ちを奮い立たせるように言った。

「Yさん。肺炎だと思うけれど、胸に水も溜まっているんです。すぐ総合病院呼吸器科に入院して治療を受けてください。早く治療すれば、来月の沖縄での慰霊祭に行けるかもしれませんから」

「私も必ず出席しないといけないんです。早く治してきます」

2週間後、Yさんは元気に帰ってきた。病院の担当医からの手紙によると、抗生物質と利尿剤の治療が想像以上に効果を発揮し、腫瘤様の陰影も消えてしまったと書かれていた。

「私、これで11月の旅行に行けそうです」

Yさんは満面の笑顔でそう言って、感謝の気持ちを伝えてくださった。もちろん、沖縄にも元気に行ってこられた。

「ホームズ君、やはり治っていく力というのは、精神的な張りに左右されるんだね」

「大きな仕事への強い責任感が、入院時炎症反応5・0㎎／dl（正常は0・3㎎／dl以下）という重い感染にも耐え、病原菌をはね返す原動力になったんだろうね。しかしワトソン君。いつも感じることだけれど、人間の意志の力、創造力、忍耐力、そして回復力というのは、年代を越えて、そう変わらないのではないか……最近つくづくそう思うよ。たくさんの方々に教えられてね」

しかし、感心するのは早かった。最近来られたYさんの話に、またまたホームズ君もワトソン君も、頭に一撃を加えられたような衝撃を受けたのである。

その話とは……。

この春、友だちと出かけたYさんが、タクシーに乗ろうとした時のこと。不幸にも開いてきたドアにぶつかって倒され、大腿骨骨折という重傷を負ってしまったのだ。その手術のため、入院していたというのだった。

「タクシーの運転手さんは、自分で舗道で転んだんだろうと言い張るんですよ」

大変だ、動転した運転手さんと一悶着起こってなければいいんだが……。ハラハラして聞いているホームズ君に「でも友だちがみな見ていましたからね。早く治ってよかったです」

人を恨むでもなく、起きた災害を嘆くでもない。ただ飄々として顔いっぱいに微笑みを浮かべ、治ったことにひたすら感謝しているYさん。その時だった。Yさんの全身から、太陽の光の香りがする一陣の風がスーッと吹いてきて、ホームズ君とワトソン君を暖かく包みこんだような気がした。

薬の飲み合わせにはくれぐれもご注意を

Iさん（82歳・男性）は、長年ジャーナリズムの最前線で働いてきた歴戦の雄ともいうべき人物である。年齢を重ねても、鋭いその眼光は辣腕ぶりの片鱗を今に残し、人の心までも射抜いてしまうかに見えた。しかし、7〜8年前、家庭内の不幸で一時、気分が落ち込んで以来、軽い精神安定剤を服用しているということだったが……。

ある年の梅雨前の不安定な空模様の頃、急激な気候の変化についていけなかったのか、不覚にもIさんは風邪をひいてしまった。いや、正確には、風邪をひく前に日々の瑣事から少し気分が滅入っていたため、精神安定剤を飲む量を少し増やしており、異変はその頃からあったのである。その異変とは……。

夜中、トイレに立とうとしたIさんは、足元がふらつくような気配に襲われ、突然バランスを失って、布団の上で転んでしまったのだった。体調が何となくすぐれなかったことも手伝い、Iさんの落胆は大きかった。「こんなことで」。つまり、ちょっと足がもつれただけで、あっけなく転んでしまうなんて不甲斐ない……。

そんな時の風邪だった。身体がだるい上に、心にまで風穴が開いたようで何とも心もとない。耳鼻科を受診して処方された薬を服用し、早く風邪が治るのを待つことにして、Iさんは、その日は少し早目に床についた。

しかし、夜中にいつものようにトイレに立った時、再び頭をぶちのめされるような体験をすることになったのだ。トイレの前の廊下を歩いていると、突然自分の身体の位置が全く理解できなくなり、バランスを大きく崩すと、後ろのほうへ倒れてしまったのである。倒れていく自分を心の片隅で辛うじて認識はしているが、元気な時は反射的に、まさに自動的にできていた、身体を立て直すという動作が全くできなかったのだ。「ウワーッ」といううめき声とともに、Iさんは廊下に倒れこんでしまったのである。

ホームズ探偵事務所を訪れたIさんは「脳卒中になったのではないか」と心の内の不安を打ち明け、脳の精密検査を願い出たのだった。

Iさんの表情、話す間のしぐさや姿勢にいたるまで、細やかに観察していたホームズ君は、Iさんが持参した風邪薬と安定剤を時間をかけて調べると、ここで初めて、ゆっくりと口を開いた。

「Iさん。ご希望通り精密検査はいたします。しかし、何度もバランスを崩して倒れるような、恐ろしい体験をされたその原因は、脳卒中ではないと思われます。まず初めの布団の上での転倒は、その頃服用する量を増やした精神安定剤の蓄積作用によるものでしょう。そして2度目のトイレの前での転倒は、偶然併用することになった風邪薬と安定剤の相乗効果（お互いの作用を強め合う働き）が原因と思われます。両方とも、眠気を催したり、一時的に筋肉の脱力を引き起こすことがあるのです」

精密検査の結果、幸いにもホームズ君の予想通り、Iさんの脳は健康であることが確かめられた。安定剤の減量と風邪薬の中止で転倒もすっかりなくなり、健康を取り戻すことができたのだった。

「ホームズ君、薬の量や相互作用には、気をつけなくてはいけないんだね」

「そうなんだ。風邪薬も人によっては尿が一時的に出なくなったり、予想もしない出来事の原因になったりするんだ。予防のためには、最近、薬をもらう時に手渡される『お薬手帳』を活用すること。もらっている薬を、すべて書き込んでもらうといいと思うよ。相互作用のチェックを、あちこちの病院・薬局で受けられるからね」

ホームズ君は、精悍さを取り戻したIさんの笑顔を思い浮かべながら、今夜もこの一件を事件簿ファイルに綴じたのだった。

!? 打撲の後の呼吸困難を推理する

Sさん（80歳・男性）が右の背中を打ったのは、ある暑い夏の日の夕方のことだった。長い梅雨の間に、庭の木立ちの繁茂した枝ぶりが気になっていたSさん。その日、意を決して伸びた枝を刈り取ることにしたのだった。

常日頃、慎重に慎重に事を進めるのが、その日に限って、傾斜した庭の繁みの間に気軽に脚立を立て、作業にとりかかった。そして、さらにやや高い所から出ている太目の枝を切ろうと、枝の太さに合わせて、ついつい力を入れたとたん、重心の移動でぐらりと脚立が傾き、同時に木の幹の表面で踏み台部分が滑った。

その瞬間Sさんは、脚立と一緒にはじき飛ばされるように、ドスンと鈍い音を立てて2～3m下の地面へ転落したのだった。

その時、運悪く松の木の切り株に、右の背中を強く打ちつけてしまった。Sさんは、あまりにも強い打撲の衝撃で、一瞬呼吸もできないほどだった。その上、切り株の角に打ちつけた背中が刺すように痛んだ。

這うようにして、やっとの思いで母屋に戻ったSさんは、痛みと息苦しさで熟睡もできないまま、その夜を過ごしたのだった。

「痛くて深呼吸もできないんです」と言うSさんの顔は、痛みをこらえるのに必死という形相で、額には冷や汗も浮かんでいた。

強く打ったという右の背中を見ると、呼吸と同時に皮膚が膨れ上がったり、陥没したりするのが見えた。その膨らみを手で押さえたワトソン君は、ちょうど新雪を握った時のような不思議な感覚を指先に覚えた。

「ホームズ君、この皮膚の感じは何なんだ？」

ホームズ君は、痛みを増幅しないように、慎重に指でなぞっていたが……。

「これはひどい。皮下に空気がたくさん溜まっているんだ。打撲の勢いで肋骨が折れ、折れた肋骨の断端が肺を傷つけたに違いない。肺の空気がもれて皮膚の下に広がっているんだよ。息を吸っても、肺の一部が破れていて空気が皮下へもれてしまったら、それは苦しいと思うよ。呼吸困難の原因はこれで想像できた。次は検査だ。すぐX線写真を撮ってみよう」

胸部X線写真は、ホームズ君の予想通りだった。肋骨が折れ、折れた断端が肺を傷つけている。肺からもれた空気が肺のおさまっている部屋、つまり胸腔に溜まり、さらに胸腔から筋肉の間や皮膚の下へと広がっているのが見えた。その上、胸腔には傷ついた肺の組織などからの出血も溜まっている。

激しい痛みと呼吸困難に苦しむSさんは、ただちに救急車で総合病院に搬送された。

「脚立を立てかけた場所が斜面で軟弱だったというだけで、大変なことになったものだね」

「日常生活では、充分注意していても、わずかなことから災難がふりかかることはある。お互いに、細心の注意を払って事故だけは防ぎたいものだね。ワトソン君」

「しかし、怪我をした場合は、早めにかかりつけ医や総合病院を受診すべきだね」

「そうだね、ワトソン君。Sさんの場合も、夜中に急に呼吸が苦しくなる危険があった。打撲やすり傷のように外からわかる傷以外に、骨にひびが入ったり、体内でじわじわ出血していることもある。早期診断、早期治療が一番大切だと思うよ」

Sさんは、総合病院の外科で素早く適切な治療を受けた。胸にチューブを入れて、もれた空気や血液を体外に吸引した。その結果、思いのほか傷の回復は良く、幸いなことに約1週間後には元気に退院できたのだった。

怪我の場合は早期治療を。そして何よりも事故の予防に細心の心配りを、重ねてお願いしておきたい。

原因不明の発熱・全身衰弱の謎を解く

ある年の5月下旬のことだった。その月の初めから、高血圧症の治療に通院し始めたばかりのN・Sさん（76歳・女性）の体調に異変が起きたのは……。

何の前兆もなく、他に何の症状を伴うこともなく、突然寒気を感じると同時に38度を超える高熱に襲われたのである。その上、2〜3日の間高熱が続くと、食欲も低下し、昼間でもうとうと眠ってばかりという状態になってしまったのだった。

家族に支えられてホームズ事務所を訪れたNさんは、意識こそはっきりしていたが、すでに院内を自分で歩く力もない。車椅子にもたれたまま、顔色もすぐれなかった。

ホームズ君は一通り経過を聞き取ると、瞼や喉、頸部をのぞきこんだり触ったりして、高熱の原因の尻尾をつかもうとしたが、犯人の影すら捕らえることができなかった。胸の音（呼吸音や心音）を聴いてもお腹を見ても、全く手がかりも得られない。その日の捜索（＝原因究明）は、ひとまずそれまでとするしかなかった。

緊急で提出した血液検査の結果が返ってきたのは、翌日の朝だった。

白血球数が1万7900と正常の2倍くらいに増えており、炎症反応は22・6㎎／dlと高い値だった。これは悪寒と高熱の原因が、Nさんの体のどこかに忍びこんだ細菌感染であることを裏づけるに十分な数値だ。が、残念ながら、わかることはそれだけでしかない。今、どこに病原菌がいるのか、という点こそが問題なのである。それさえ推理できれば、現状で最も効果的な治療をしてもらえる施設や専門家を特定し、紹介できるのだが……。

しかし、くやしいことに他の検査項目のすべてを見直しても、肝臓機能にほんのわずかな障害（AST59、ALT44）があったこと以外、異常値は見つからなかった。

ところで、高齢者の肺炎では、症状が乏しく衰弱だけで発症する場合がある。咳や高熱が出てくる頃には片方の肺全体に炎症が広がってしまっていて、治療の施しようがないということさえあるのだ。

そこで翌々日の2回目の来院時には胸部X線写真を撮影した。しかし肺炎の像はどこにも見つからず、2回目の抗生物質の点滴治療を受けて帰られた。その日の夕方、ホームズ君に家族から電話が入った。

あらゆる治療にもかかわらず、Nさんの悪寒を伴う高熱は、やはり改善する傾向が全く見られない。それどころか、夕方になって吐き気や嘔吐まで始まったというのである。これでは一刻の猶予もない。ホームズ君は、総合病院内科に電話で入院をお願いする一方、家族に検査データと紹介状を受け取りに来ていただいた。こうしてその晩Nさんは、即刻入院となったのだった。

3週間後、幸いNさんは無事元気に退院された。

総合病院内科主治医からの返事によると、腹部エコー、CT、MRI検査で、発熱の原因は肝膿瘍（肝臓の中に炎症が起こり膿がたまった状態）と診断され、抗生物質投与ですっかり治癒し、膿瘍も消えてしまったということだった。

「良かったね、ホームズ君。手遅れにならずに、適切な治療ができて」

「高齢者は細菌感染でも、極端な場合、発熱もせず衰弱だけが唯一の症状というケースがある。その上、肝膿瘍や肺膿瘍、脳膿瘍などは、場合によっては症状が非常に少なく発見しにくい時があるんだ。また一方、乳幼児は訴えることができないため、感染源がわかりにくかったりする。どちらも初期の段階に、かかりつけ医に受診して、場合によっては入院の上、精密検査を受けることが肝心だね」

「症状が乏しい重症感染症」については知識として知っておこう。そしてとくに冬のインフルエンザの季節には、いつも以上に健康に注意されることをお勧めしたい。

!? メタボリックシンドロームって知ってますか？

Pさん（74歳・男性）がホームズ事務所を訪ねてみようと思い立ったのは、ふとしたことからだった。生来、健康には自信があった。近頃はみな健康のために運動が良いと言って散歩をしたりグラウンドゴルフをしたりと忙しいようだが、Pさんは運動が苦手だ。運動不足で肥満気味だが、20年ほど前に仕事中に一度気分が悪くなったことくらいで、重い風邪にかかることもなく、幸い健康に恵まれた生活を送っていたのである。ただ、昨日から今朝にかけて、何となく気分がすぐれなかった。20年前のちょっとした体調不良に、今日の気分の悪さは似ているように思えたのである。

「健康管理もしておかなくては。いくら病知らずの身体でも……」

実際、そんな軽い気持ちだった。しかし、そうしてホームズ事務所へ足を運んだことが、とんでもない大病を未然に防ぐ第一歩になるとは、当のPさんも予想すらしていなかったのである。

ゆっくりと今朝までの経過をうかがって型通り診察を終え、血圧を計ってみると174～100。かなりの高血圧だ。最新版2004年の高血圧治療ガイドでは65歳以上の高齢者でも140～90以下が目標になっている。若年・中年者に至っては130～85以下だ。この数年の間にも血圧降下目標が非常に厳しくなっているのである。

その上、血糖値が406㎎/dl。HbA1C（ヘモグロビンエーワンシー）が12・4％。明らかな糖尿病だ。さらに総コレステロール値が252㎎/dl、LDL（悪玉）コレステロール値が162㎎/dl。いずれも219、119以上が異常値で、高脂血症も明らかになった。

「Pさん。症状が軽いうちに、いや、ほとんどない間に来てくださって本当に良かったです。放っておいたら、ここ数年内にとんでもないことが起こるところでした」

ホームズ君が身を乗り出すようにして言葉を選びながら説明を始めると、「えっ、それはどういうことですか？」と、Pさんは改めてかしこまった表情になって尋ねた。

「メタボリックシンドロームという言葉をご存知ですか？」

「何ですか？　そのメタル・シンクロ・ドーム……っていうのは？」

「実は全身の動脈硬化が急に進んで、脳卒中や心筋梗塞の発症準備段階になっているという危険状態のことなんですよ」

「それでは脳卒中、心筋梗塞になる寸前ってことですか？　私の今の状態は？」

「Pさん、この足で総合病院内科に入院して、肥満・高血圧症・糖尿病・高脂血症をしっかり治して来てください」

さっそくPさんは、総合病院の糖尿病専門医へ紹介され、入院となった。CTスキャンで内臓脂肪面積を計測したところ178㎠と、基準値を2倍近くオーバーした内臓脂肪型肥満と診断されたのだった。

治療は、インシュリン注射と食事療法（カロリー制限・塩分制限）、そして運動療法が行われた。

「ワトソン君、2005年4月に日本内科学会、糖尿病学会、肥満学会など8つの学会が、メタボリックシンドロームの診断基準を発表したんだよ」

「肥満、高血圧症、高脂血症、糖尿病の3つ以上が1人の人に合併すると、脳硬塞、心筋梗塞になる危険性が高くなるというわけなんだね」

「そう。中でも画期的なのは、皮下脂肪ではなく内臓、つまり腸の周りについた脂肪が、糖尿病や高血圧症、高脂血症を悪化させたり発現させたりする、ある特殊な物質を作り出すという事実が明らかにされたことなんだ。その内臓脂肪量の限度の目安は、ウエスト径で、男性は85㎝、女性は90㎝とされている」

「どうして女性に甘いんだい？」

「女性の肥満は皮下脂肪が主体で、男性の場合は、より危険な内臓脂肪だからなんだ。ワトソン君、基準に不平を言う前に、君も今日から運動療法に取り組んだほうがいいと思うがね」

ホームズ君は、ワトソン君のお腹に目をやりながらウインクした。

メタボリックシンドロームは克服できる!

2007年8月の医学界新聞メディカルトリビューンに、興味深い記事が掲載されている。題名は「中高年からの生活改善でも心血管リスク減少」。アメリカのサウスカロライナ医科大学家庭医学科のダナ・キング博士の報告である。45歳以上になっても、健康に良い習慣を増やせば、心臓・血管の病気にかかる危険性が減るということなのだ。

それでは、健康に良い習慣とは何か?

その習慣とは以下の4つ。①禁煙、②週に2時間半の運動、③1日5種類以上の野菜・果物の摂取、④体重のコントロールすなわち肥満防止、となっている。中高年からでも、禁煙、運動、野菜・果物摂取、肥満防止に努めれば、心臓病は予防できるというわけである。

重ねて言う。中高年からでも生活習慣を改善すれば、健康で長生きできるのである。

ところで記事を詳しく読むと、肥満のコントロールだが、BMIで18・5から30が適正であると書いてある。BMIとはボディー・マス・インデックス。体重÷身長(m)の2乗という計算式で算出する指標だ。BMIで18・5~30がどんな数字かと言うと、適正体重は

身長1m50cmの人では体重42kgから68kg

身長1m60cmの人では体重47kgから77kg

身長1m70㎝の人では体重53kgから87kg
身長1m80㎝の人では体重59kgから97kg

ということになる。

この上限の数値は、かなりの肥満だ。みなさんも基準が甘いと思われるだろう。日本人の肥満の基準はBMI25である。BMI25以下であれば、適正体重は

1m50㎝で57kgまで
1m60㎝で64kgまで
1m70㎝で73kgまで
1m80㎝で82kgまで

となる。

これだったら同意できる。ぜひ、禁煙、運動、野菜・果物摂取に加えてBMI25を目標に、生活習慣を改善しよう。そうすればメタボリックシンドロームも、尻尾を巻いて逃げていくだろう。

ところで、日本と欧米の肥満体質の危険性の違いは、どこから来ているのだろうか？　それは何千年にもわたる農耕民族と狩猟民族の生活の違いと考えられている。

つまり、日本人は縄文時代から農耕で食物を得てきたのに対し、欧米人は狩猟で食物を確保してきた。日本人は余った食糧は穀物倉庫で保管し、備蓄してきたのに対し、欧米人は獲えた動物を、

できるだけ早く食べてしまう生活をしてきた。その長い食生活の歴史の中で、欧米人は多少肥満になっても、体内に安全に脂肪分を備蓄する内臓のシステムを獲得している。が、一方日本人は、欧米人のような食生活をすると、すぐに内臓脂肪が蓄積して、間もなく糖尿病になったり、血圧が上昇したり、悪玉コレステロールや中性脂肪が増加する。つまり、メタボリックシンドロームに陥って、早々に動脈硬化が進行し、心臓、脳、動脈に重い病気を起こすのである。

したがって、適正体重は、日本人の場合は欧米人に比べて、ずっと厳密なのである。日本人は肥満になると、欧米人よりもずっと病気になりやすいことは覚えておこう。

ではここで、肥満度に合わせて、メタボリックシンドロームを克服する方法を紹介しよう。

・高度肥満（腹囲85㎝以上ＢＭＩ35以上）　食事制限と膝や腰、心臓を守りながらのストレッチ運動。
・中等度肥満（腹囲85㎝以上ＢＭＩ30～35）　食事制限と散歩や水泳を中心とした軽い筋力トレーニング。
・軽度肥満（腹囲85㎝以上ＢＭＩ25～30）　食事療法ときつめのジョギングなどの運動。
・固太り（腹囲85㎝以下ＢＭＩ25～30）　食事療法と長めのウォーキングまたはジョギング。
・隠れ肥満（腹囲85㎝以上ＢＭＩ25以下）　散歩や軽いジョギングといった運動療法。

肥満度のタイプが改善すれば改善しただけ、次の段階に移って努力を続けてほしい。

しかし一方で、最近は急激な減量に伴う死亡事故も起きているようだ。長い期間をかけ、少しずつ継続して、生活習慣を改善していこう。

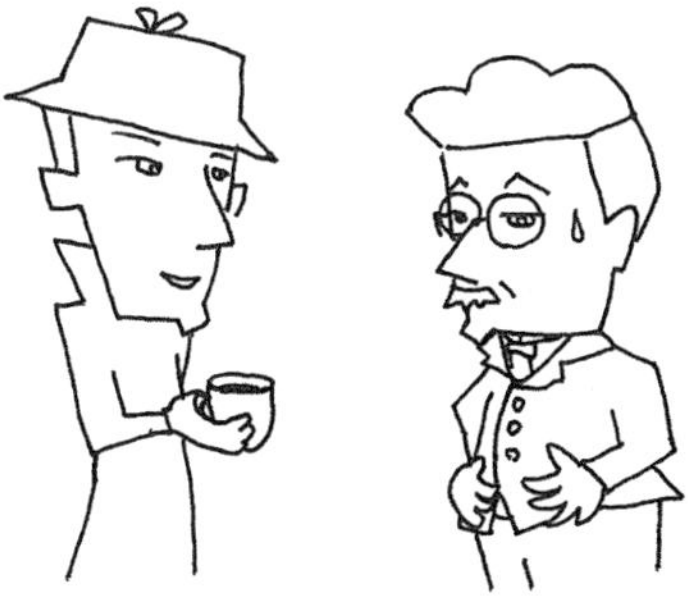

たとえば、兵庫県を例にとると、あの阪神淡路大震災の犠牲者数に匹敵する、年間5000人もの人の命が煙草関連の疾患のために失われているという。今回はその「煙草」のお話である。

2007年の11月末、松本清張原作『点と線』がドラマ化されテレビ放送された。ご覧になった方も多いと思う。社会派推理小説の名作中の名作だ。映像化しにくい作品と言われていたらしいが、なかなか心に残るドラマになっていた。ホームズ君も若い頃、夢中になって読んだ推理小説のひとつであった。映像に惹きつけられ、ついつい時間を忘れて、2晩続けてテレビに見入ったものである。

博多東警察署の古参中年刑事、鳥飼重太郎を演じたビートたけしも、頑固で不器用なその生き方を、熱く演じ切っていた。

東京駅の13番線ホームから15番線ホームを見通すことのできる、わずか4分間の間隙を利用した証言工作、青函連絡船の乗船名簿や飛行機を使ったアリバイ作りといった緻密で巧妙なトリックを見破り、事件の謎を解いてゆく。その地道な推理、そしてあくまでも現場に立って、手堅く裏づけを積み重ねていくという展開には、ホームズ君も改めて惹きつけられてしまった。

1957年、ちょうど半世紀も前に世に出た名作『点と線』。この50年間の長い時間の流れを超えて、現在も変わらないことと、大きく変わったことの両極端を、ホームズ君は思った。

変わらないこと。それは松本清張が小説を通して訴えた、政－財－官の癒着による汚職の構造だ。政治家や官僚との太いパイプを利用して一部の財界が不当な利益をあげる。政治家や官僚は、その見返りに私腹を肥やす。しかし、事件が露呈しても、罰せられ、葬られるのは、当事者とされる者だけだ。いわゆる「巨悪」は巧みに虚実を使い分け、厚顔無恥に振る舞う。そして権力に守られて司直の手が及ばない……。

小説『点と線』では、殺された佐山課長補佐も、自殺した安田社長夫妻も、ある意味では犠牲者かもしれない。

ところで一方、大きく変わったこと。それは「煙草」だ。

鳥飼刑事も、鳥飼刑事を助ける警視庁捜査二課の若き警部補三原も、テレビドラマでは「身体をこわしたのをきっかけに」禁煙したことになっている。原作では、かなりのヘビースモーカーの2人が、ドラマでは全く煙草を吸わない禁煙家に様変わりしてしまっていたのである。

「紫煙のくゆり」などというと、一種ロマンチックな風情を感じるかもしれない。知らない人もいると思うのであえて説明するが、これは煙草の煙のことだ。

昭和30年代、会議といえば「くゆり」どころか、紫煙もうもう……という状況だった。ドラマの中の博多東警察署も警視庁捜査二課も、会議中は部屋が暗くなるほど大量の煙が立ちこめていた。

しかし、その場面を詳しく観察すると、実際に煙草を手にしている出演者はごくわずかだ。受動喫煙の健康被害が明らかになった現在、テレビ局のセット内で煙草の煙を立ちこめさせるわけにはいかない。ホームズ君は、あの煙は、おそらく香を焚いて演出したのだろうと推理している。

今や喫煙者は男性でも40％台となり、少数派となった。この50年間で、煙草をとりまく環境は大きく変わったのである。

ところで、愛煙家でも、自身や家族の健康のために禁煙したいと考えている向きも多いと思う。そういう方々に朗報がある。２００８年、ついに、禁煙治療用の飲み薬が発売されることになったのだ。治療成功率50％という有効性の高い錠剤が、禁煙治療施設基準を満たした病院・診療所で手に入るようになるのである。もちろん、健康保険が効いて3割負担である。

愛煙家のみなさん、「今年こそは」の決意のひとつに「禁煙」の2文字を入れてくださることをお願いしたい。禁煙には、ホームズ君も全力を挙げてお手伝いする決意を固めている。

!?

健康な若い母親を襲った食欲低下を推理する

山々が紅葉を始めたある年の11月。抜けるような青空の下でも、頬をなでる風に時折冷たさを感じるようになった頃のことであった。

Aさん（27歳・女性）がお腹の調子を悪くしてホームズ探偵事務所を訪ねて来た。普段顔を見せるのは、風邪をひいた子供さんたちを連れて来る時だけのAさん。元気で健康的なお母さんという印象しかない。ホームズ君としてもどうしたのだろうという思いもあって、初めから「困難な事件でなければいいが……」と身構えてしまっていた。

そんな雰囲気を察したワトソン君は、明るい声で「Aさん元気ですか？」と迎え入れたのだった。「元気じゃないですよ。元気だったら来ませんよ……」とAさん。それでもワトソン君の笑顔に引きずられたように、少し微笑みながら応えていた。わずかに部屋の空気が和んだが、それも一瞬でしかなかった。Aさんの体調は、予想した以上に重篤だったのである。

「最近仕事が忙しくて、お昼ごはんが午後3時、4時という日が、もう2週間も続いているんです。最初はそのせいかと思っていたんですが、夕方になると全く食欲がなくて……」

ひどい日には水分も受けつけないほどだというのだが、5日間も食べ物が喉を通らない日が続いた後、少し体調が良くなったらしい。しかしそれも束の間、さらに5日ほど過ぎた昨日から、再び食事が全く喉を通らないということであった。

大変なことが起きているらしい……。それだけは理解できた。だが、その日の型通りの診察では、犯人の影すらも捕まえることはできなかった。あとは科学的捜査の結果を待つしかない。

望みを託した血液生化学検査の結果は、とんでもない値を示していた。AST555、ALT1150。いずれも正常値は40以下だ。急性の重症肝障害である。Aさんの食欲低下は、肝臓の働きが急激に低下したことが原因だったのだ。当然Aさんは、市立病院に緊急入院となった。しかし事件は、これで無事解決とはいかなかったのである。


市立病院での手厚い治療のお陰で、肝機能を示す血液検査の結果は順調に正常値へと回復し、それに伴ってAさんは食事もとれるようになっていった。だが、詳しい検査にもかかわらず、その肝障害の原因は解明されなかった。

すなわちB型肝炎とC型肝炎ウイルスは、いずれも陰性とわかった。他の肝機能に影響を与えるさまざまなウイルス検査も、結果はウイルス原因説を否定するものだった。自己免疫といって、自分の肝臓を外敵とみなして攻撃してしまう抗体の存在も調べ尽くされたが、やはり「存在しない」という結果だったのである。


入院中の検査成績が書き込まれた担当医師からの報告書を前にして、ホームズ君とワトソン君は額にしわをよせ、顎を指先でなでながら考え込んでいた。

「ウーム、謎の肝障害だ」

「犯人の尻尾も見えてこない。完全犯罪といってもいいね」

しばらくの沈黙のあと、ホームズ君がつぶやいた。

「4～5日間何も食べられず、極端な話、水も受けつけない日が続いたあと、一度良くなったと言っていたね。とすると何か……」

「く・す・り?」とワトソン君が声を合わせた。


事件の解決は、しばらく後に、思いがけない形でもたらされた。その冬、風邪でホームズ事務所を訪れたAさんの妹さんに以前の服薬歴を尋ねた際、秋頃、中国製の「やせ薬」のカプセルをAさんと一緒に飲んでいたことがあると話したのである。

謎の肝障害の原因は、この「やせ薬」だったのだ。一時的に状態が改善したのは、食欲が低下してカプセルも飲めないでいたからだった。そして食事がとれるようになり、再びカプセルを飲み始めたら悪化したというわけだったのだ。

全国的に問題になった中国製の「やせ薬」では、不幸にして亡くなられた方もいる。Aさんも危ないところだったのだ。得体のしれない薬は、絶対口にしないでほしい。

!? 急激な原因不明の「やせ」事件

Oさん（47歳・女性）が体重の変化に気づいたのは、ある年の初夏の頃であった。もともと体型はやせ型であったが、いつもと比べて先月は2kgくらいの減少、今月は3kgと、体重がどんどん減っていくのである。

「食事が十分とれていないのかな」とOさんは考えてみた。しかし、よくよく思い返してみても、食事の量は以前より減ってはいない。それにお腹をこわして、いわゆる消化不良になっているわけでもない。何よりも食欲が落ちていない。それなのに、不思議なことにやせていくのだった。

夏には、意を決して成人病センターに行った。会社の同僚にも「やせたなあ」「ガンにでもなったんじゃないか」と会うたびに言われるようになり、不安が増幅されていたからだ。不安を訴えると、センターの担当医はすぐに消化器、つまり胃や腸のガン検診を勧め、計画を立ててくれた。検診の結果、心配していた胃や大腸は正常だった。ところが、喜ぶべき検査結果とは裏腹に、Oさんの状態はさらに深刻になっていく。結局、5kg体重が減った上に日常の生活の動作も鈍くなり、身体のだるさまでつきまとうようになってきたのだった。

そんなOさんが、わがホームズ事務所に相談に訪れたのは、8月末のことだった。飲酒量や職場・家庭の状況を尋ねたが、それらすべてに、体重低下と関連するような事件解決の糸口は見つからなかった。

局面が展開を見せたのは、血液検査の結果が出てからであった。

肝臓、すい臓、腎臓の機能や、脂質（コレステロール、中性脂肪など）、血糖値、貧血といった検査は、すべて正常だった。しかし、TSH、T3、T4という項目に異常が見つかったのだ。

「TSH、T3、T4がおかしいね。数値が高い」

「うん。これは喉の部分にある甲状腺という内分泌器官で作られる甲状腺ホルモンなんだ」

「甲状腺ホルモンが非常に多くなることと、体重減少は関係あるのかい？　ホームズ君」

「そう。甲状腺ホルモンには、細胞の代謝を進める働きがある。これが多すぎると、無駄にエネルギーが消費され続けることになるんだ。動悸がしたり、汗がひどく出て体重が減少する。そのまま放っておくと身体がだるくなっていくし、さらには心臓に障害が起きてしまうことすらあるんだよ」

Oさんの急激な「やせ」と衰弱事件の謎は、「甲状腺ホルモンの異常」という形で解決した。

総合病院の内分泌専門外来で、甲状腺の働きを抑えホルモンの量を減らす薬を投与されたOさんは、しばらくして元の健康を取り戻したのである。

甲状腺機能亢進症は、バセドー氏病ともいわれる。眼球が飛び出てきて喉の甲状腺が腫れ、誰の目にも異常を示す。しかしOさんのように、はっきりと表面に変化を見せない場合もあるので注意が必要だ。

突然やせ始め、身体が衰弱してきても、若い人ではダイエットや運動療法の効果と見誤られることがある。中高年者では、ガンではないかと心配されたりする。

事件解決の鍵は、「甲状腺の異常かもしれない」と疑ってみることだ。

逆に、甲状腺の働きが低下すると、全身にむくみが起きる。特に、まぶたのむくみが強いのが特徴だ。また、冬が苦手な寒がりの人も、わずか1粒の甲状腺ホルモン剤で、症状が劇的に改善することがあるので、甲状腺の働きを血液検査で調べてみることをお勧めしたい。

!? 長期の胸痛の謎を解く

A・Kさん（70歳・女性）がホームズ探偵事務所を訪れたのは、ある年の10月半ば、山の木々の間を渡る風が厳しい寒さの到来を告げ、時折、冷たささえも感じさせる頃であった。

暗い表情でホームズ君の前に座ったAさんの訴えは、身体のだるさ、そして左の胸の激しい痛みだった。その痛みは、部位が一定せず範囲も漠然としていた。深呼吸をして強さが増すというわけではなく、また咳や痰で苦しむということもなかった。

近くのかかりつけ医では、発症1か月後に心電図検査や胸のX線検査を受けていたが異常はなく、症状に見合う病気の存在がはっきりしなかった。そうした経緯のためか、5か月も経過した最近では「心理的なものではないか」と考えられているようで、何回診察を受けても、返ってくる答えはいつも「異常ありません」という言葉だけだったのである。

日中・夜間を問わず激しい痛みに苦しんでいるのに、検査では正常であるため、有効な治療も受けられない。そんな状況で5か月間も過ごしていれば、誰でも不安になり、気持ちが落ちこんでくるのは当然だろう。Aさんの暗い表情の謎は、その長い経過をゆっくりと聞き出していく中で、徐々に解けていった。

さて、型通りに診察を進めていくと、背中の部分で呼吸と同時に何か擦れるような異常音が聞こえた。

「胸の痛みの部位とは違うが、謎の胸痛事件を解決に導く糸口になるかもしれない音だ」

ホームズ君は、もう一度胸部のX線写真を撮影することにした。しかし……。

20分後、X線写真をじっくりと吟味しても、病変らしい影は、やはりどこにも見つからなかった。心電図上の変化もない。F・Sさん（60歳）、M・Sさん（25歳）、A・Mさん（78歳）。この2年間に、X線写真では診断がつかず、胸部CTで初めて炎症病巣を見つけることができた3名の方たちのことを、ふとこの時思い出していた。

翌朝、Aさんからの電話を受けたホームズ君は、痛みが相変わらず持続し、昨日手渡したニトログリセリンも無効であることを知った。

「こうなったらCTスキャンしかないな……」。そう思いながら「すぐに来院してください」と言って電話を切ったのだった。

「胸部のX線では見えなかった陰影がたくさん見えるね」

CTスキャンの画像を見たワトソン君がホームズ君に声をかけた。

「うん、胸膜といって肺の周囲をとりまく膜がある。そこに腫瘍なのか炎症なのか、広い範囲で病変が見える」

「場所によっては、X線の写真では正常部との区別がつかない時があるというわけか……」

CTでは、病変部と正常部のコントラスト（色の違い）がはっきりと表現され、身体を輪切りにした画像なので隅々までくっきりと見える。肺には、X線写真では心臓や横隔膜の影に隠れたりして盲点になっている部分があるのだが、そこもCTでは一目瞭然となる。

Aさんは即座に総合病院に紹介されて入院となった。前からの古い胸膜炎や、その周囲に起きた新しい肺炎を治療し、あのしつこい痛みも徐々に改善していったのだった。

「ホームズ君にCT検査を決心させた、Aさんの電話での病状報告が、この難事件解決のポイントと言っていいのかな」

「その通り。自分の病状を訴えたり尋ねたりするのは、事件依頼人としての当然の権利なんだからね。疑問や心配事は、何でもいいから、かかりつけ医にためらうことなくぶつけるべきなんだよ」

事件解決の時のAさんの笑顔を思い浮かべながら、2人の語らいは続いていた。

Nさんご夫婦は、隣町からわが探偵事務所に足を運んでくださっているおしどり夫婦である。朝早くから、お2人そろってゲートボールを楽しんだ後、健康相談にやって来られる。

ご主人のN・Eさん（79歳）は少し血圧が高い。しかしその血圧も、「朝1錠飲めば安定し、血圧が低下しても脳血流の状態は保たれる」という定評の高い薬を服用されており、管理は良好である。その上、毎日の生活に運動をとり入れておられるので、健康管理は万全といって良い。ゲートボールで日焼けした顔の色も艶やかで、見るからに健康そのものだ。

しかし、そんなNさんも1つだけ体の心配を抱えていた。それは、もうかれこれ3年もの間続いている両足のしびれと痛みだった。そもそも、しびれ感や痛みは周りの人にはわからない。Nさんにとっては、他人にわかってもらえない分だけ、余計つらさが増す思いがするのだった。

もちろんホームズ君としては、問題のしびれや痛みの原因を明らかにして、適切な治療に結びつけるべく最大限の努力を払った。しかしNさんは、頭部CT、頭部MRIでしびれの原因となる病変が見つからないとわかると、それ以上の検査（たとえば腰椎のCTやMRI）を勧めても希望されず、試験的な治療（腰部の牽引やコルセット）なども選択されなかった。

その一方で、治療に対する並大抵ではない熱意も見受けられた。ある時など、マットに電流を流してそこに座ると、血液がアルカリ性から酸性になって腰椎が治るなどという根拠のない、どちらかといえばいかがわしい健康用具の購入について相談に来られたこともあった。当然のことながら「電流マット」は医学的に無効と説明し、思いとどまっていただいたのだが。

そのおよそ2年後、Nさんの足のしびれと痛みは急激に進行し、寝ていてもその痛みがあまりにも激しく我慢できないという状態にまでなってしまったのだった。

突然Nさんから電話をいただいたのは、腰椎検査の勧めを再び頑なに固辞して帰られた2週間後のことだった。

「息子がインターネットで見つけたレーザー治療を受けたいので、腰のMRI検査の手筈を整えてほしい」

ホームズ君にとっては、手ぐすねを引いて待っていたNさんの決断だった。すぐ翌日、S病院で緊急MRIを受けていただき、その夜、Nさんの指定した専門病院宛に紹介状を書いたのだった。

2週間後。専門病院の外来でレーザーメスによる手術を受けたNさんが、満面の笑顔でホームズ君を訪ねて来られた。

「おかげさまで、痛みもしびれもすっかりとれました。ありがとうございました」

手術は、皮膚を切って筋肉の間に刺し入れた針先から、レーザー光線を椎間板の出っ張りに照射して行われた。皮膚の傷も虫垂炎の手術より小さい。世の中は超スピード時代だ。仕事を持ち、休みをとりにくい人にとっても、この入院なしの椎間板手術は朗報であり福音だ。

手術から1年経ち、最近Nさんがしみじみ述懐する。

「幸い私の場合は、しびれも痛みもすっかりとれました。しかし、いろいろな方に勧めたけれど、必ずしも回復するわけではないようです……」

百発百中でなければ有効とは言えないことを考えると、このレーザー腰椎椎間板治療は、まだまだ発展途上の治療法らしい。

Nさんの場合は、治療への並々ならぬ熱意が、痛みを治したと言っていいだろう。何事も「積極さが一番」とホームズ君は考えている。

胆石症の手術治療が3日ですんだ!?

O・Mさん（57歳・女性）が上腹部の激しい痛みで目を覚ましたのは、例年より厳しい寒さが襲来した1月半ば、ある日の未明3時頃だった。

そのキリキリとした腹痛は、何かに切り裂かれるような痛みで、耐えようとすると額に冷や汗が浮かぶほどの苦しさであった。

夜が明けると間もなく、吐き気も伴うようになり、不安になったOさんは、ホームズ事務所を訪ねてきたのである。

ホームズ君が、いつものように型通り話をうかがって、お腹の診察を始めると……。右側の肋骨の縁に沿った部分で、非常に強い痛みを感じるのだろう、Oさんは眉間にしわを寄せて痛がり、お腹の筋肉が一瞬硬直するのだった。

「これは、相当痛みが強いな」。ホームズ君は、独り言をつぶやいた。

右側の肋骨の下縁にあるのは肝臓か胆のう、あるいは大腸だ。痛みの強さから考えると胆石症かな？

ホームズ君は「Oさん、この痛みの原因は胆石症かもしれませんよ」と説明しながら、次のステップであるCT検査を準備した。

CT画像では、思った通り、3㎝～1・5㎝の大きな胆石が2個見つかった。こうなると、痛みの強さから考えて、即座に総合病院に紹介入院、そして手術ということになる。

ところが……。胆石症という診断名を告げて、手術のための入院を勧めると、Oさんの顔が急に曇っていくのがわかった。

実は仕事が自営業のため、とても休んでなどいられないというのだ。ホームズ君には、Oさんの困惑は十分理解できた。急病の上に店を休まねばならず、しばらく仕事もできない。とても治療に専念できる環境にないことは、誰でも大同小異変わりはない。

それでも、放っておくと痛みが治まらないこと、胆石は将来も胆のう炎や胆のうガンの原因になる場合があることを説明し、隣町の市立病院外科への紹介状を書いてお渡しした。「今日、この足ですぐ、K病院外科を受診してください」と念を押して。ホームズ君としては、その時Oさんの後姿に少し元気がないことが、気になっていたのだが……。

2日後、Oさんがニコニコとした笑顔で応接椅子に座っていた。

「あの日すぐ、腹腔鏡手術になりました。3個の大きな石が取れたんです。これがそうです」と黒い大きな3個の胆石を、大事そうに取り出して見せてくれた。

「おかげさまで、今日退院になりました。仕事も3日休んだだけですみました」

エェーッ⁉

数年前までは15cmも腹部を切開して、食事がとれるようになるまで3日も4日もかかっていた。入院期間も2週間は必要だったのに……。胆石症の手術は、こんなに簡単になっているのだ。ホームズ君も驚嘆の医学の進歩。それが、この腹腔鏡下胆のう摘除術である。

胆石症でお困りの方は、ぜひ、かかりつけの各ホームズ君へ相談されることをお勧めしたい。

切り取ったらガンだった事件

ホームズ君が探偵事務所を開設してから、早いもので、もう15年になる。と書いてみて、へェーそうなんだ、と不思議な気持ちがした。今まで約30年この道一筋に来たのだが、15年も同じ職場で働いたのは初めてだったからである。それまでのホームズ君は、ボスの命令で、日本全国ばかりかアメリカまで、武者修行のため転々としていたのである。そうした修行生活を考えると、改めて感無量の思いになるのだ。

事務所開きの最初の月に相談にみえた方たちのことはよく覚えている。中でもK・Tさん（73歳・女性）の「切り取ったらガンだった事件」は忘れられない大事件の1つである。

ある秋晴れの日、Kさんの妹さんが相談にやって来た。窓越しの、雲ひとつない抜けるような青空をバックにして妹さんは、やや暗く影のある表情で重い口を開いた。

「実は、姉は舌に腫瘍があるんです。家族みなで手術を勧めているんですが、嫌がって病院に行きたがらないんです……」

とにかく、ぜひ手術を前提に治療を受けることを勧めてほしいという依頼だった。また、家族が相談に来たことは伏せておいてほしいというのである。もちろん、このオフィスで見聞きしたことについては「守秘義務」という責任がある。「わかりました、全力を尽くしましょう」と答えて、

Kさんの来られる日を待つことにしたのである。

Kさんが事務所を訪れたのは、それから間もなくのことであった。70歳代とは思えないしっかりとした物腰で、品の良い言葉使いや仕草の端々から、さっぱりとした性格であることはすぐわかった。手先が器用で、自分で作ったという手提げ袋を手にしておられたことも印象深く記憶に残っている。

さて、問題の舌の腫瘍だが……。

それまでの生活の状況などを一通り聞くと、近くの病院で高血圧の治療を続けておられることも把握できた。目の検査、頚部の検査を終え、ホームズ君は何気なく「口を開けて、舌を出してみてください」とKさんに声をかけた。

「あれ、舌の左先端から中ほどにかけて丸い腫瘍が見えますね」。ワトソン君が驚いてみせる。

「1年くらい前からあるんですけど痛みもないし、放っているんです」とKさん。

「形から考えて良性だと思いますが、まず耳鼻科に診てもらう必要がありますね」

「えっ、舌の病気は耳鼻科なんですか」

「ええ、口の中は耳鼻科の守備範囲なんですよ」とワトソン君が説明を加えた。

とりあえず、その日は耳鼻科医への紹介状をしたためたのである。

数日後、耳鼻科医からの返事は「良性の腫瘍ですが、中に貯溜している物を除去する必要があるため、総合病院へ紹介しました」という内容であった。

さて、総合病院での摘出手術は、その後の報告書によると幸い完璧のできであった。周囲の筋肉との癒着もなく、はがれるように簡単に腫瘍全体を除去できたのである。

ところが、病理組織の検査結果は、関与したすべての人たちの予想を裏切って、ガンだったのである。

しかし幸運だった。肺にも骨にも転移していなかったのだ。Kさんは10年経った現在もお元気で、オフィスを訪ねて来られる。旅行のお土産話や、日常のいろいろな話をして帰られる。

「健康管理のために、ほんの少し勇気をふりしぼって早期に治療をすれば、元気で長生きできるっていうことだね」

「その通りだよワトソン君。やはり『早期発見・早期治療が健康を守る大事な条件である』。これが、この事件からの教訓なんだよ」

PET検査って何ですか!?

ある年の夏、ホームズ君とワトソン君は、先端医療センターを訪ねていた。2か月前に予約をしていたポジトロン・エミッション・トモグラフィー、略してPET検査を受けに来たのである。

初めてPET検査という言葉を聞く読者の方々に、まず検査のあらましを説明しよう。

きわめて簡単に言えば、放射性物質（アイソトープ）を注射して、その物質が身体のどこに集まるかを画像にする検査ということになる。このアイソトープは、実は細工が施されており、ブドウ糖の構造式に組み込まれているのである。ブドウ糖は身体の中に入ると、あちこちの細胞に取り込まれて生命エネルギーの源になるのだが、ここでみなさんに知っておいてほしいポイントがある。

それは、正常な細胞よりガン細胞のほうが数十倍も増殖が速く、それだけ大量のエネルギー源＝ブドウ糖を必要としていることである。だから体内に入ったブドウ糖は、ガン細胞にたくさん取り込まれて消費される。アイソトープが組み込まれたブドウ糖は当然、放射線を出す。その放出方向は、ちょうど180度の向きになるため、身体の上下においた放射線検知器（いわばガイガーカウンターのようなもの）が同時に検知した時、1個の黒点を表示する仕組みになっている。

つまり身体のどこかにガンができていたら、明瞭な像として表示されるのである。その上、内視鏡検査、エコー検査、CT、MRI検査など従来の検査法で見つかるよりも、ずっと小さい段階、超早期に検知されるのだ。もう賢明なる読者諸氏はお気づきであろう。ＰＥＴは、安全かつ簡便な超早期ガン発見装置なのである。

受付の係員に予約票を渡し、備え付けの問診票に必要項目を記入すると、ホームズ君とワトソン君は、待合室のソファーに腰をおろした。

「絨毯の床にゆったりとしたソファー。空港の待合室か、ホテルのロビーという感じだね。ホームズ君」

「うん。しかし健康診断に来ている人だけではない。ガン治療中の人たちも、治療経過の判定のために来ておられる。心理的に安らぎを得られるよう、心配りが行き届いた空間だね」

しばらくして2人は名前を呼ばれ案内された。検査衣に着替えてアイソトープの注射を受け、1時間ほどソファーで待機した後、ＰＥＴ装置のベッドに横になって40分間の検査を受けた。

「寝ているだけで、何の苦痛もない検査なんだね」

「そう。この大きな装置が放射線を検知して、その数をカウントする、いわばガイガーカウンターなんだよ」

2日後、先端医療センターから2人へ送られてきた報告書には、いずれも「悪性腫瘍を思わせる異常集積は認められません」と記されており、検査の画像も添付されていた。

「よかったねホームズ君」

「ＰＥＴは、やはり画期的なガン検診検査だね」

「これで全身すべてを検査できたと考えていいのかい？　ホームズ君」

「いや、腎臓や膀胱はアイソトープが排泄される経路なので、正常でも集積がみられて判断できない。肝臓、胃、前立腺は、超音波検査や内視鏡検査のほうが優れているといわれている。肺ガン、乳ガン、膵臓ガン、悪性リンパ腫、悪性黒色腫、それに頭頸部ガンは、ＰＥＴで早期発見ができるといわれているんだ」

「健診では、保険が効かないんだね」

「そうなんだ。最近問題になっているアスベストで健康被害を受けている人たち、喫煙者の人たちをはじめ、ガンを心配しているすべての人たちが、もっと少ない費用負担で、気軽に健診として使えればいいね」

「そうすれば早期発見、早期治療の恩恵にあずかる人が、もっともっと増えるんだがね」

2人の語らいは、今夜も遅くまで続いていた。

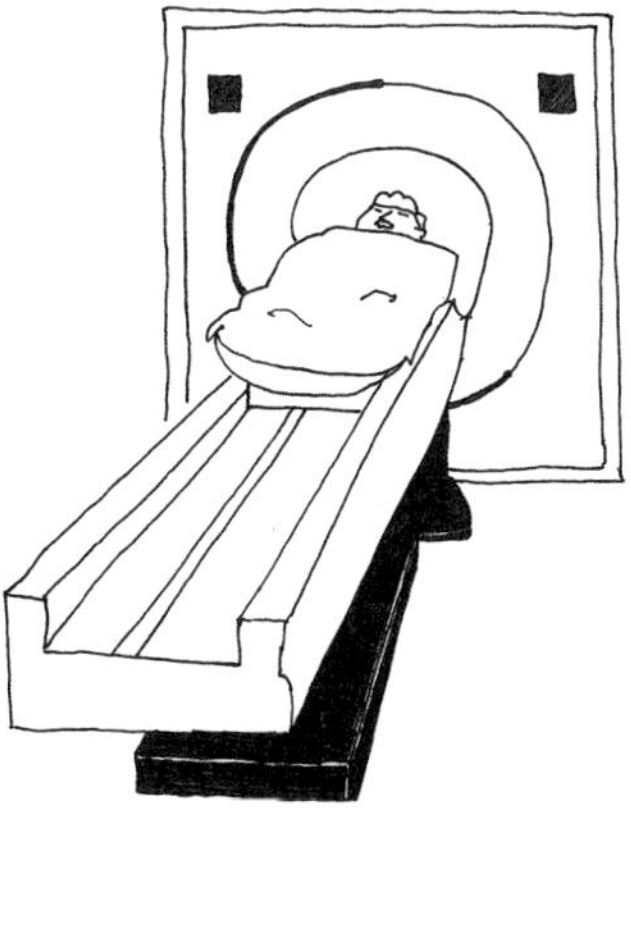

決意と希望が導いた病からの生還〈事件編〉

Aさん（35歳・女性）が、ホームズ事務所を訪ねて来たのは、ある年の早春のことだった。細面で涼しげな瞳をしたAさんは、体調を崩してもう1年にもなることを、言葉を選びながらゆっくりと話し始めた。

ホームズ君とワトソン君はいつものように、依頼人Aさんの話に引き込まれるように耳を傾けていったのだった。その話とは……。

Aさんは、お母さんが早くに亡くなり、お父さんと2人住まい。お父さんのためにもと、いろいろな技術を身につけ仕事に就くのだが、しかし、なぜかうまくいかない。新しいことを始めようとすると、いつも決まって自信を失い、自分を過小評価してしまうというのだ。

時にはそうした気持ちが高じて、「生きていても仕方がない」といった極端な考え方にとりつかれてしまうことがある。そうした気持ちの在り方のためか、日常でも小さなことにイライラしてしまう。そんな時には、あんなに思いやっているお父さんにも当たってしまい、後からいつも後悔するというのである。

一通り話を聞いた後、ホームズ君が口を開いた。

「Aさん、本当に素直に心の中をうち明けてくださってありがとう。あらかじめ相談内容を書いていただくメモ用紙に『体がだるく、やる気が出ない』と記されていた悩みごとの背景が、よくわかりました。でも、このような気持ちで生活しておられる方は、決して少なくはないんですよ」

そばからワトソン君が言葉をついだ。

「Aさんは控え目で、その上まじめな方だから、ついつい自分を責めてしまうんだと思う。それにしても、それが毎日続くとなるとつらいよね、ホームズ君」

「うん。その通りだ」

するとAさんは、2人を交互に見ながら尋ねた。「私は……うつ病なんでしょうか」

「私はうつ病ですかと尋ねる人に、うつ病はいないよ」。ワトソン君が即座に答えた。

「しかし、Aさん。あなたの今の状態は、うつ病の前段階と言っていい。このまま手当てをせず放っておいたら、本当のうつ病になってしまう。ここは、ぜひとも治療のお手伝いをさせていただこう。とにかく、抗うつ剤のSSRIを服用してください」

こうして治療を開始して1週間目、Aさんは「薬が身体に合っていたみたいです。気持ちがだいぶんコントロールできるようになりました」と笑顔を見せてくれた。

2週間目、さらに体調は良くなった。しかし、状況はとんでもない展開をみせることになる。それもAさんの「実はお腹が張って困るんです」という、何気ない言葉が発端だったのである。

ホームズ君は常々、身体のさまざまな症状は、心の在り方から引き起こされることが多いと考えている。治りにくいめまいや耳鳴りが抗うつ剤で治ったり、治療しにくい高血圧症が抗不安薬で正常化すること等々、よく経験していることだ。しかし一方、「そうでない場合もある」ということは、いつも考えているのである。

「お腹が張る」という、この場合のAさんの訴えも、たとえば「気持ちの落ち込みからくる身体の不調」と一くくりに考えて「大丈夫ですよ。うつ状態がよくなったら治っていきますよ」などと言っていたら、その後の経過は全く違っていただろう。

その時、ホームズ君は初心に立ち返り、「お腹を診察すること」を選んだのだった。すると……。Aさんのお腹はまるで妊婦のお腹のように、とてつもなく大きく、そして固かった。

「おかしいぞ、これは……」

長年の経験が、ホームズ君に警告を発した。

「Aさんにどう説明しようか。このお腹のことを……」。心の中でつぶやきながら、Aさんの瞳を見つめてホームズ君は言った。

「Aさん、まずお腹の精密検査をさせてください」

!? 決意と希望が導いた病からの生還〈解決編〉

腹部のCT検査を行ってみると、骨盤で囲まれた下腹部は大きな腫瘍の塊で占められており、膀胱の一部は圧迫され、上方へ大きく押し上げられていた。

ホームズ君もワトソン君も額にしわを寄せ、難しい顔をしてCT写真を見つめていた。

「ホームズ君、これは手術が必要な状況だね」

「そう。そしてその前に良性なのか悪性なのか、早急に判断しなくてはいけない。しかし、いずれにしても病気は病気。はっきり説明しないとね」

名前を呼ばれて応接室に入ってきたAさんの表情はすでに不安感で曇り、心細そうに見えた。

ホームズ君は重い口を開いた。

「Aさん。お腹が大きい理由は、子宮の腫瘍のためなのです。膀胱を上方に押し上げるほど、骨盤の中いっぱいになっているんです」

Aさんは、しかし2人の心配とは裏腹に、しっかりと事態を受け止めてくれた。

「そうだったのですか。最近、おしっこの回数が多くて、緊張気味の気持ちのためかと思っていたんですが……。どうすれば治りますか」

Aさんは、驚くほど冷静に応答していた。

「良性か悪性かを、早く専門家に判断してもらわないといけません。もちろん、手術が必要です」

Aさんは総合病院産婦人科で精密検査を受けた後、ホームズ君の紹介状を持って大学病院を訪ね、手術を受けた。その結果は……。

骨盤の中は、文字通り腫瘍でいっぱいだった。直径10㎝前後、つまり握りこぶし大の腫瘍が2つもあったのである。しかし幸いにも、そのどちらとも良性であった。その上、無事完全に摘出でき、再発の心配も残らず完治したのだった。


先日、久しぶりにわがホームズ事務所を訪ねて来たAさんは、以前とはうって変わってとても元気になっていた。新しい職場を求め、就職活動中とのことだった。

「ホームズ君。Aさんが心も身体も元気になってよかったね」

「そう。心理的な病気を克服している最中に身体に大きな病気が発見された。検査のための通院、大学病院での手術と、一挙に大きな負担が重なったのに、冷静に、そして希望を持って乗り切ったAさんは、立派という他ない」

「しかしホームズ君、Aさんも気持ちの問題が十分治療できていなかったら、冷静に手術を受けておられたかどうか。心のケアがうまくいっていて本当によかったね」

ホームズ君は、20世紀の医療は単一疾患をどう治療するかというものだったと考えている。しかし、21世紀に入り長寿社会を迎えると様相が変わってきた。心の病気も含め、1人の人が2つも3つもの病気を合併して患っていることが多くなり、そのすべてを包括的に治療管理するという立場が重要になってきたのだ。

ホームズ君が毎年、研究発表を続けている日本プライマリ・ケア学会でも、2007年会頭講演のテーマは「全人医療」だった。

Aさんのように、心も身体も平行して治療していくべき人たちは、これから確実に増えていくだろう。「心のケア」も含めた「全人的」「包括的」医療こそが、21世紀の医療のあるべき姿だとホームズ君は考えている。

早期発見・早期治療に導く賢い患者術

Pさん（65歳・女性）がホームズ事務所を訪れたのは、激しい雨が降る梅雨の真っただ中の、ある日の午後のことであった。

「今日は、遠くから訪ねて来てくださってありがとうございます」と、いつものように初対面のあいさつから会話が始まった。

ホームズ君は、いつも少しテンションを上げて「元気ですか」と声をかけ会話を始めるようにしている。すると、多くの人たちは「元気ですよ」と答え、ニコニコしながら診察室へ入って来る。「最近、○○さんが来てないね。病気になってるんじゃないか」という話すら出てくるのだから、おかしなものだ。

しかし中には、133ページのAさんのように「元気だったら来ませんよ」と返答してくる訪問者もいる。だが、ホームズ君は、そうした言葉のやりとりが大切だと考えているのだ。「元気だったら来ませんよ」と言いながら、すでにそこにはリラックスした雰囲気と、お互いの気持ちのつながりができているのである。

遠路はるばる訪ねて来たPさんは、典型的なパニック障害の症状だった。すでに心療内科でSSRIや精神安定剤、睡眠剤を処方され服用している。うつ病の症状はなく、自分の状態を客観的に把握していた。

時間をかけて話を聞いていく中で、①親身になって励ましてくれる脳神経外科医がいるが、脳神経は大丈夫なので受診の必要はないこと、②多種類の睡眠剤が処方されていると内科医に指摘され、不安になっていること、③かかりつけの心療内科医とうまが合わないことなど、さまざまな問題を抱えていることがわかった。

今日は第三者の意見、つまりセカンドオピニオンを求めに来たのだった。ホームズ君は「Pさん、これは私の参考意見ですが」と前置きをして、1つひとつの疑問に答えていった。

まず、励ましてくれる脳神経外科医には、折に触れてアドバイスをもらうこと。心配事を、心から打ち解けて相談できる医師の存在は専門性を越えて貴重であり、大切であること。

次に睡眠薬の種類、分量は、長い経過の中で調整されてきたもので、決して多すぎないこと。ゆっくり休めて気持ちよく目覚める量であれば、心配せず服用すべきであること。

最後に、相性の善し悪しはよくあることだから自分のほうから折り合いをつける努力をしてみること。それでも合わなければ別の心療内科を訪ねてみる勇気を持つこと。

限られた時間ではあったが、ホームズ君の意見を聞いたPさんは、最後に満面に笑みを浮かべ「今日は本当にうかがって良かったです。また時々訪ねて来ますので、よろしくお願いします」と言って帰っていった。

「ホームズ君、長い病歴だったけれど、Pさんが持って来られた病歴メモが強力な助けになったね」

ワトソン君が、その2枚にわたるメモに目を通しながら声をかけた。

「そう。その通りなんだ」

何かを探していたホームズ君は、引き出しから分厚いパンフレットを取り出して机の上に置いた。

「ワトソン君、ここに『新・医者にかかる10箇条』という文章がある。NPO法人ささえあい医療人権センターCOML《コムル》(http://www.coml.gr.jp/)の辻本好子さんの書いたものだけどね。Pさんと話していて思い出したんだ。読んでみては?」

「フムフム。まず、あなたが『いのちの主人公・からだの責任者』。その通りだね」

①伝えたいことはメモして準備
②対話の始まりはあいさつから
③よりよい関係づくりはあなたにも責任が
④自覚症状と病歴はあなたの伝える大切な情報
⑤これからの見通しを聞きましょう
⑥その後の変化も伝える努力を
⑦大事なことはメモをとって確認
⑧納得できないときは何度でも質問を

⑨医療にも不確実なことや限界がある
⑩治療方法を決めるのはあなたです

「1つひとつ、うなずけることばかりだね、ホームズ君」

「賢い患者になるために、この10箇条はすべての人が参考にしてほしいね。ワトソン君」

ふと窓の外に目をやると、雲の間から梅雨の晴れ間の明るい陽差しが新緑の樹々に降り注いでいるのが見えた。

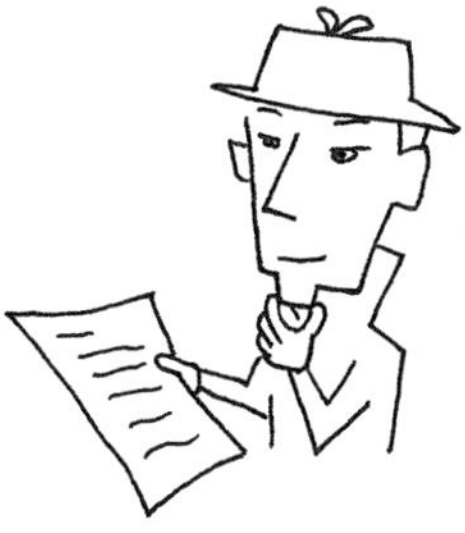

Column

全人医療

人は平等に生まれ，老いていき，病を背負い，死んでいくものです。健康を害すと，多かれ少なかれ生活のリズムが乱れ，誰もがそれに伴ってさまざまな不安を感じます。ところが医療の現場では，いきおい身体の症状だけに重点が置かれがちです。そのために，たとえば，血液検査，心電図，X線検査，内視鏡検査などで症状に見合う異常が見あたらない場合は，「大丈夫です」「異常ありません」と言われて，あとの指示をもらえないということも起きています。

私の診療所にも，「症状が残っていて困っているが，病院では検査を受けても正常と言われて，どうしてよいかわからない」と不安を抱いて訪ねて来られる人がたくさんいます。

医療とは，身体症状を緩和したり，治すだけではありません。病気として現れている症状の背後にある日常生活面にもメスを入れ，その場面で困っているさまざまな問題を掘り出すことが必要です。身体だけではなく心の問題にまで視野を広げ，じっくりと耳を傾けて共感し，支えていくことが大切だと思います。

心の問題に切り込んでいく重要なポイントは，私は「睡眠」ではないかと思っています。不眠があれば，適切な薬物治療で症状が改善することがあります。人間関係の歪みがないかということも大事です。苦手意識があれば，克服できるように支えるアドバイスも必要です。心配性や，そのための取り越し苦労ということもあります。その場合も，心配が過剰であるという現実を理解してもらえるようなお手伝いが必要です。身体だけでなく心の苦しみも取り除く医療……それが全人医療だと思います。

よもやま話

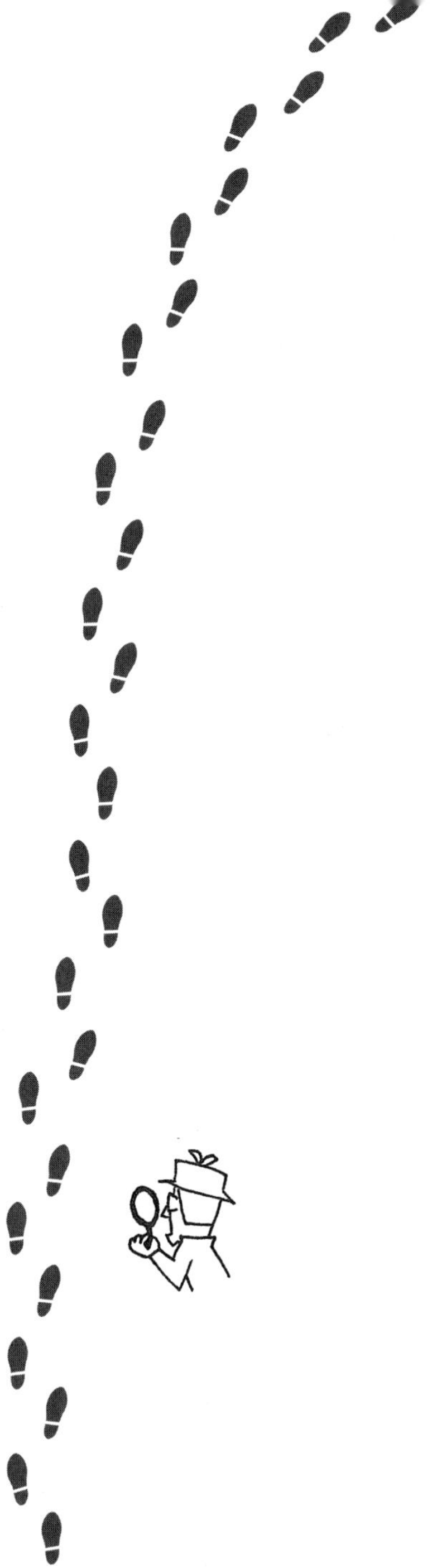

!?

パディントン駅の急病人事件

「ホームズ君の賢い病院のかかり方」のピーネット紙連載が5年を過ぎたある日、わがホームズ君は5周年を記念して、イギリスはロンドンに、本家名探偵シャーロック・ホームズゆかりの地を訪ねてみた。

ロンドンの街並は、それにしても美しかった。古いが、がっしりとした重厚感の漂う石造りの建物。その外壁は何度も塗り替えられ、大事に手入れを重ねられているようだ。どの家も窓枠が白く彩られ、それぞれの建物を背景にして鮮やかに浮き出ているように見える。それが、落ちついた色彩の街並に、強烈なアクセントとなっている。

気温4度。北海道よりもはるかに北に位置するこの地で、冷たい風にオーバーの襟を立てていても、眼の前の古い街並のたたずまいは、なぜか心を温めてくれる感じがした。何百年もの生活の歴史が、風景に一種の温もりを醸し出しているのかもしれない。

今回の事件は、ロンドンの古いターミナル駅の1つパディントンで、オックスフォード大学行きの列車を待っていた時に起きた。

70歳代の白髪の紳士が、旅行鞄を手に握ったまま倒れていたのだ。すでに2人のスコットランドヤード（ロンドン警察）が紳士の両脇に膝をつき、特徴のある形をしたヘルメットを脱いで、介抱を始めたところだった。

ホームズ君の目には、わずかな時間のうちに紳士の状況が、みるみる悪化していくのが見てとれた。

紳士は、大きく1度息を吸ったかと思うと次の瞬間、完全に呼吸が止まってしまったのだ。天井を向いていた靴の爪先が、外側へ横倒しになった。鞄を握りしめていた右手は緩み、力を失って指が開いた。

「大変だ。呼吸停止だ」。ホームズ君は心の底で叫んで、1歩、2歩近づいた。

その時だった。1人の警官が紳士の胸に耳を押しつけ、心臓の拍動と呼吸の音を確かめ始めた。同時にもう1人の警官は、素早く口移しの人工呼吸用のナイロン製マスクを取り

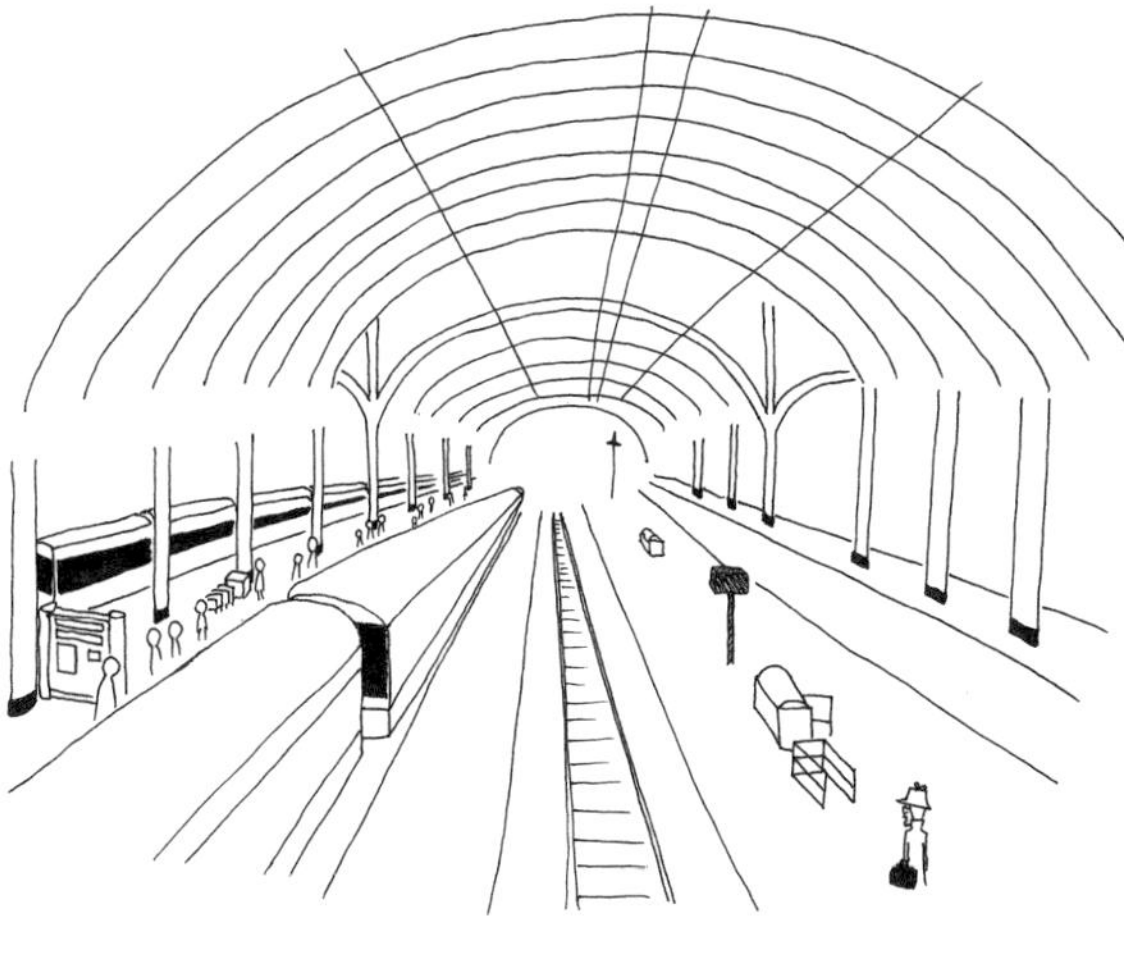

出していた。胸の呼吸音を確かめていた警官が、呼吸停止と判断したのか身体を起こし、両手で紳士の胸を力いっぱい3回、4回と押し、もう1人がただちにマスク越しに大きく息を吹き入れた。すると、このたった1回の人工呼吸の手技で、幸運にも紳士は息を吹き返したのだった。すかさず2人の警官は紳士を横向きに寝かせた。嘔吐した場合でも、吐いた物や痰を呼吸の通り道に詰まらせないようにするコーマ・ポジション（昏睡体位）という姿勢だ。

この一連の救命処置は、なんと2~3分間で、流れるように施されたのである。みごとな連携プレーだ。

ホームズ君は「私は医師です。何かお手伝いすることはありませんか」と、すでに群衆の整理を始めていた3人目の警官に声をかけた。すると「容態をみてください」と返事が返ってきた。

ホームズ君も紳士の傍に膝をつき、その左手首の脈拍で、心拍数と血圧の見当をつけながら顔をのぞきこんだ。紳士は、今自分がどうなって、どういう状態なのか全く理解できておらず、興奮状態だった。

「この紳士は、確かに私の目の前で呼吸停止をきたしました。お2人の人工呼吸と救命処置で呼吸は回復し、血圧も100以上に維持できています。心臓発作が最も疑わしいと思います。救急病院に搬送してください」

ホームズ君がそう言うと、2人の警官はうなずいて「救急車はもうすぐ到着します。お手伝いに感謝します」とニッコリ微笑んだ。

ホームズ君の長い経験の中でも、路上で呼吸が止まり意識を失った人が、周囲の人の救命処置によって危機一髪で救われたのを実際に目撃したのは初めてであった。呼吸停止に引き続いて起こる心臓停止が4分以上続くと、救命は不可能になるのだ。

パディントンからオックスフォード大学へ向かう汽車の中で、ホームズ君は考えた。

「日本で同じことが起きた時、救急車が到着する前に、どれほどの人が救命処置を施せるだろうか……」

北播磨中学生の救急救命講座「いのちの教育」

「パディントン駅の急病人事件」への反響は大きく、読者のみなさんからは、救急救命講習を地元で開いてほしいというお便りもいただいた。そこで今回は、この北播磨地域で救急救命講習を行っているボランティアグループの1つを紹介したいと思う。

昭和50年代後半、今から25年ほど前、長野県厚生連佐久総合病院で、若月俊一院長が1つの試みを始めた。当時、日本中の中学校、高校は校内暴力の嵐で荒れすさんでいた。そうした状況の中で若月院長は、地域の高校生を病院に招き、入院中のお年寄りたちへのケアを体験させたのである。

今でこそ病院では、ボランティアがさまざまな形で関わりを持ち、積極的に活動しているが、25年前の多くの病院は一種の閉鎖社会であった。そこへ招き入れられた高校生たちは、病院職員の手伝いをしながら、お年寄りと会話をし、身体に触れ、スタッフと接し、多くのことを体験し感じとって学校へ帰っていった。

若月院長は高校生に「すさんでいる暇などないよ。君たちの力を頼りにしている人々が、こんなに近くに、こんなにたくさんいるんだよ」と教えたのだ。言葉だけでなく、実践を通して……。

西脇市の循環器専門医、冨原均先生を中心に、30名ほどのボランティアが北播磨地域の中学生に「いのちの教育」というテーマの講習会を開いてもう6年になる。

この活動は、各地域の消防署とその署員の方々の支援を受け、各学校や教育委員会の協力のもと、北播磨県民局地域ビジョンに集まった県民局職員とビジョン委員（ボランティア）によって実行されているものだ。ちなみにホームズ君もそのビジョン委員の1人である。

講演は、阪神淡路大震災の教訓、日本での救急救命の実態の報告（女子バレーボールチーム・ダイエーのハイマン選手の試合中の突然死、カメルーンのサッカー選手の試合中の急死、高円宮のスカッシュ中の突然死など）を取り上げて、どうしたら命を救えるのか、と続けられていく。初めは下を向いていた中学生たちも、ひきこまれるように目をスクリーンに向け、いつしか話に聞き入っている。

40〜50歳代の人の心臓病による突然死が多いことを紹介する時も、「ちょうど君たちのお父さんやお母さんの年代だね」と決して縁遠い話ではないことを理解させながら話が進められる。また年間200人という日本全国の小・中・高校生の急死についての報告では、「隣で倒れた友人を救えますか？」と問いかける。

そして最後は、AEDといわれる自動体外式除細動器（カウンターショック）の説明と救急救命処置の解説で、講演はしめくくられる。

講演後には、人工呼吸、心臓マッサージといった心肺蘇生術の実習だ。20体もの人形を使って1

人ひとりに行われる。中学生たちは目を輝かせ、頬を紅潮させて額に汗を浮かべながら、心臓マッサージに打ち込んでいる。人工呼吸では、1人が人形の肺に上手に息を吹き込むと、みなが拍手をして喜びを共有していた。

この6年間に、北播磨5市1町の20を越す中学校で、100回以上の救急救命講習が行われ、実に約1万7000人がこの実技講習を受けたのである。

講習会では、中学生たちが生命の大切さを学ぶと同時に、救急蘇生の技術だけにとどまらない、何か大きな自信と自覚とを体得しているように見える。ちょうど、長野県の若月院長が実現したのと同じように、冨原医師は、中学生に命の教育を行いながら、社会へ積極的に参加していく芽を植えつけているように私には思えるのだ。

冨原医師の考え方はこうだ。「中学生の時に1度、高校生の時に1度、そしてさらに社会に出てもう1度、救急救命実技講習を受けることができれば、身についた知識・技術になる。そうなれば、地域での救急時の救命率を明らかに上げることができる」

あなたの隣の人を救うために、消防署や各学校が主催する救急救命講習会へ積極的に参加されてはどうだろう。

不登校やニートに理解を!?

ホームズ事務所を訪ねて来られる人たちは、さまざまな問題を抱えている。健康の回復を求めて来られる方もいれば、健康の保証を得ようと考えて来られる方もいる。病気の原因を解明したいと考えて来られる人がいる一方で、病気を予防しようと相談に来られる人もいる。日常生活に支障をきたすようになって初めて相談に来られる方もいれば、軽い兆しを抱えて来られる方もいる。文字通り、さまざまである。

また病気の種類も身体の病気の場合もあれば、心の病気の場合もある。極端な時は病気でないケースすらあり得る。

いわば「よろず相談所」、困った時の「駆け込み寺」といったところである。ホームズ君もワトソン君も、そうした役目を果たしているホームズ事務所に満足しているようだ。十数年前の、事務所開設当初からの2人の夢が「地域のよろず相談所」を作ることにあったからである。

そんな昨今、目立って増えているのは学校にまつわる相談である。「なぜか体調が悪くて休みがち」という子どもさんの相談が多くなってきているのだ。

今日も、初夏の日ざしが差し込む書斎で、紅茶を飲みながら話し合っている2人の話題は「不登校」だった。

「ワトソン君、2006年（平成18年）の文部科学省の統計によるとね、年間30日以上の欠席という基準で判断すると、小学生で0・33％、中学生では2・86％が不登校なんだそうだよ」

「たくさんの児童・生徒が不登校になっているんだね」

「そうなんだ。昭和30年代から平成の初めまでは、せいぜい1％くらいだったから明らかに増えているね。ただ、今から60年前、昭和20年代前半も3％と多かった。しかしその理由は、主に農村部での教育への無理解、それに敗戦後の窮乏による経済的要因だった」

「とすると、現代の不登校はどう違うんだい？」

「最近の不登校の共通の特徴はね、①小学校低学年から始まる傾向にあること、②都市部の豊かな家庭環境で起こること、③両親は教育に理解があり熱心なこと、④本人の知的水準も平均以上で真面目であり、友人にも好かれている子ども、そうした恵まれた環境で起きているっていうことなんだ」

「満ち足りた環境で、怠けてしまっているんじゃないのかな、ホームズ君」

「いや、そこは違うんだ。決して怠けているわけではないんだよ。本人は学校へ行きたいと強く願っている。それなのに、いざ学校へ行こうとすると、たとえば頭痛や腹痛、発熱、めまいなどの身体症状が出てきたり、学校に対する強い恐怖心が起きたりして、足が動かなくなってしまうんだよ」

「不思議な現象だね」

「そうだね。しかも1994年（平成6年）当時の文部省は、不登校はどの子にも起こりうるっていう見解を発表しているんだ」

「ということは、どこの家庭でも他人ごとではないっていうわけなんだ」

「その通り」

「不登校には、どう対処したらいいんだろうね」

「対処法はさまざまだ。1人ひとりの抱える問題に、それぞれの異なる方法で寄り添うように解決策を考えるということになるだろうね。最近は、無理に登校を強制しないという考え方が一般的になっている。通信制学校やフリースクールを活用した、ゆるやかな対応をした結果、不登校の70%が社会的に自立可能になるという調査報告もあるんだ」

「70%とは希望のもてる数字だね。すると残りの30%は？」

「うん。いわゆる社会的ひきこもり、あるいは最近のニートという問題に姿を変えていく可能性があるんだよ」

「次代を担う、期待される青少年たちを、ひきこもりから救い出したいね、ホームズ君」

!? ずっと、そばに居続ける気持ちで…

2006年12月10日、小野市うるおい交流館エクラ。早朝までの雨が上がり、北の空には、くっきりと七色の虹がかかっていた。6か月間にわたって準備を重ねてきた市民公開講座の開催の時間が迫っていた。

北播磨圏域という、緑あふれ、のどかな自然に包まれたこの田園地帯でも、何らかの原因で登校できない小・中・高校生が増えていた。

ホームズ事務所にも、両親や祖父母たちからの相談が増加の一途をたどっている。しかし「不登校」という現象には、特別な専門家を除けば、医療の分野からの支援はなかった。相談に来られる家族の多くは、突然学校へ行けなくなった子どもの様子に驚き、ただ手をこまねいているしかないように見える。

家族・本人・教育現場の関係者に「不登校」を理解してもらい、相談窓口を作りたい……。ホームズ君はそう考えたのだった。

ちょうど「学習障害児」を理解し、支援しようという活動を始めていた小野ロータリークラブが、「不登校への支援」という市民公開講座を企画した。小野市・加東市医師会の共催が決まり、うるおい交流館エクラを運営管理する北播磨市民活動支援センターが、事務局を引き受けてくれることになった。市民公開講座のタイトルは、「不登校――その理解のために」と決まった。

公開講座実行委員は、5月末から、教育事務所や教育委員会、行政、学校を訪ねて趣旨を説明し、後援をいただく活動を始めた。多くの場面で好意的に受け止められ、励ましをいただいた。中でも、小野市の蓬莱務市長は、ご自身の身近であったいじめの問題を委員に話してくださり、市として相談窓口を作ることを計画していると言われた。非常に心強い味方を得たと、委員会活動に熱が入ったものである。

その一方で、大きな心配も持ち上がってきた。それは、不登校というテーマの会に、当事者の家族が果たして参加されるだろうかというものだった。準備会を重ねるたびに、委員からは「地域の反応が今ひとつ盛り上がってこない」「演芸会なら集まって来る人たちも、こういう難しいテーマだと……」という意見が相次いだ。

しかし、ホームズ君は、違った考えを持っていた。毎月、ホームズ事務所で会う不登校生や両親をはじめとする家族の期待や要望は大きい。参加者が10人でも20人でもいい。とにかく第1回の不登校支援の会が開かれることに意義があるのだから……。そういう思いで「どんなに規模が小さくなっても、やるしかない。頑張ろう」と他の委員に声をかけていた。

市民公開講座の開始時刻になった。第1部の国立精神・神経センター前児童・思春期精神保健部長、齊藤万比古先生の「不登校への支援——児童精神科医療の観点から」が始まる頃、500人収容のホールはすでに満員となり、入れなかった参加者のための席が、隣の会議室に設けられた。

第2部は兵庫教育大学の浅川潔司教授、奈良教育大学の郷間英世教授、大村病院精神科医師の高橋亜由美先生の3人の専門家のパネルディスカッション。司会席に着いていたホームズ君は、幕が上がるなり驚いた。ホールの全部の席を参加者が埋めつくしていたのだった。ステージを見つめる熱心な顔・顔・顔。そしてみな一生懸命メモをとっている。

結局、参加者は850名を越えた。

この日の結論は、周囲の人々が早期に不登校の子どもの心理状態を感知すること。不登校と判断

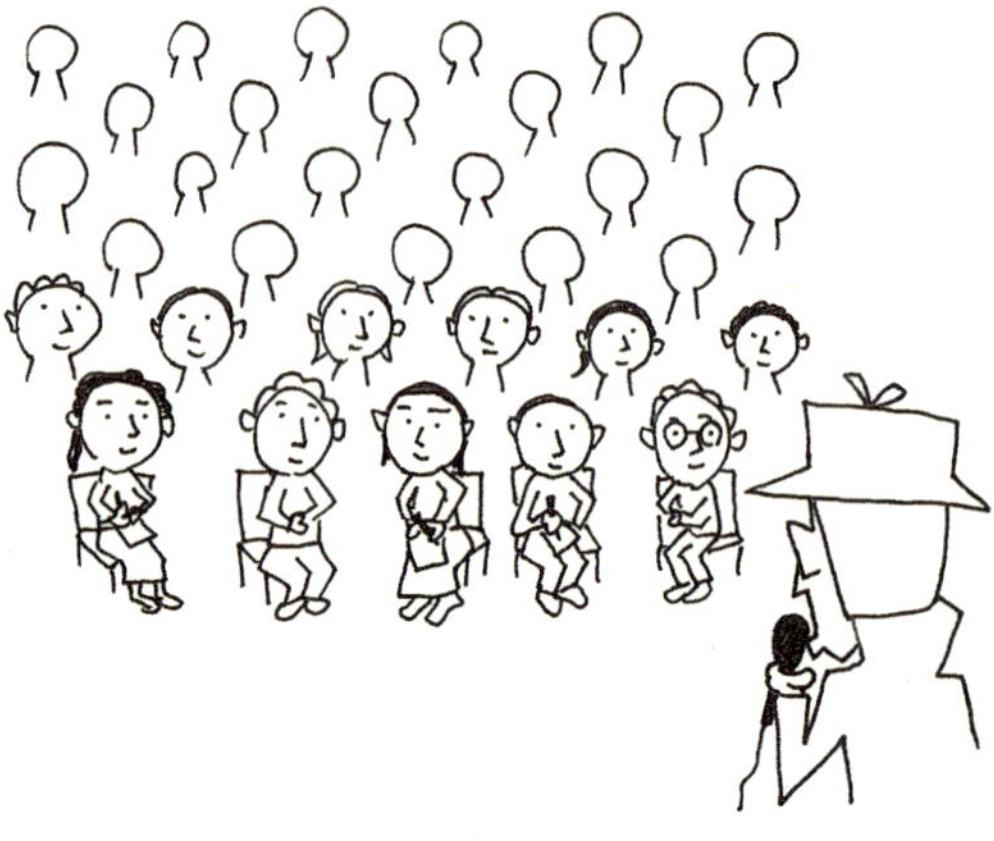

したら、本人のエネルギーが回復してくるのをとにかく待ち続けること、それも温かい心で包み込みながら待つということ。今まで通学していた学校だけがすべてではない、ということだった。中でも、会場の高校生からの「不登校の友人にどう接したらいいですか」という質問に「ずっと、そばに居続ける気持ちで……」という高橋先生の言葉が印象的で、深く心に残った。

そして遂に、先日エクラの柳田吉亮理事長から待ちに待った連絡が入った。小野市が子どもの悩み相談窓口を開設し、北播磨一帯からの相談を受け付けるというのである。ぜひ気軽に相談されることをお勧めしたい。

「健康のよろず相談所」をめざして

Qさん（70歳・女性）がホームズ事務所を訪ねて来たのは、例年より暑い9月がようやく終わり、秋らしい朝晩の冷たい風が気になるようになってきた、10月中旬のことであった。

Qさんが困っているのは、夜なかなか寝つけないということだった。夜中に何度もトイレに立つようになり、さらに最近は、背中も重く感じられるというのだ。

「不安で仕方ない」と言うQさんの気持ちはよく理解できた。人は誰でも健康に生活したい。背中が重く感じられるだけでもすでに、肺の病気ではないだろうか、これは心筋梗塞の始まりではないだろうか、膵臓ガンは背中が重く感じられるのが初期の唯一の症状と聞く、胃の病気でも背中に違和感が出てくるらしい……などなど。大切な健康が病気でむしばまれていくとしたら、その思いを持った途端、気持ちが重く沈んでいくのも無理はない。

その上、人は病気にかかってしまったと思うと、中でも一番重いガンのような病気を心配しがちだ。これはホームズ君自身にも経験がある。

一方、些細な異変であっても、また些細であればあるほど、早くその原因を突き止めるに限る。最近は胃ガンや肺ガンでも、発見が早ければ治療の選択の幅が広く、完治することも可能になっている。一日も早く不安の元を感じとり、各かかりつけのホームズ君に相談に出かけるべきである。

「プライマリ・ケア」という言葉がある。言葉通りに訳すなら初期の手当てとでもなろうか。要するに、かかりつけ医と言われる第一線の医師たちが、心配事、つまり身体に起きた事件の徴候を見定め、さらに検査が必要かどうか問題の交通整理をすることだ。

プライマリ・ケア＝病気の交通整理は、Qさんのような不安に対しても大切だ。

ホームズ君はQさんに、体の不調の原因となるような生活環境について、しばらく話してもらうことにした。もちろん生活環境といっても、人間関係も含めてだ。すると、それに応えてQさんは、さまざまな身の回りのことを話し始めた。

特に、最近困っているのは息子さんのことだった。遠くの町に赴任している息子さんの病気が心配だというのだ。その上、さらに話が込み入ってしまうが、その息子さんが母親であるQさんを避けているというのである。

気遣っている息子さんとの心の交流がうまくいかない。長い人生の歴史の中で、からまった毛糸玉のようにこじれてしまった人間関係は、なかなか修復できないものだ。1人ひとりが善き人であって、それぞれが善かれと思って行動しても、うまくいかないこともよくある。

しばらくの沈黙の間を縫うようにホームズ君は「息子さんに何かを期待して求めることを、一時やめられたらどうですか」と声をかけた。一瞬ポカンとしているQさんに「求めないでいると、忘れた頃、求めていたことが実現する場合があるものです。今は、息子さんの健康回復を祈り、一方でご自分の健康を取り戻すことに専念されてはどうでしょうか」と、言葉を重ねた。するとQさんは、表情をゆるめて微笑みながら「そうですね。思っていても通じないこともありますものね。ゆっくり身体を休めるようにします」。3年前の来所時に、ホームズ君が処方した精神安定剤を使ってみたいと言った後、「今日はうかがって良かったです。また近いうちに参ります」と言ってQさんは帰っていった。

ホームズ君は、プライマリ・ケアとは、健康を守るための交通整理であると考えているが、それだけではない。その交通整理は、現れている症状の背後にある日常生活面にまで視野を広げ、その場面で困っているさまざまな問題についてじっくり耳を傾けることが必要だ。

答えがなかなか出ない問題もあるだろう。しかしその中で、たとえわずかな手がかりでも発見しアドバイスできれば、それはそれで立派なプライマリ・ケアと言ってよいのだろうと思っている。言ってみれば「健康のよろず相談所」。それが、ホームズ事務所の求めている姿なのだから。

Column

● 地域医療

私は大学卒業直後，長野県の佐久盆地にある佐久総合病院に勤務しました。そこで医師となるための大切な初期研修教育を受けたのですが，その時期に強く心に残ったことがあります。それは，地域医療の実体験でした。

主に冬期の農閑期でしたが，午前中の外来診療と昼すぎの病棟の回診を済ますと，私たち研修医は先輩医師，栄養士さん，検査技師さん，看護師さんたちのグループの一員となって検診車のマイクロバスに乗って，巡回検診に出かけたものです。行く先は，村ぐるみ検診の検診会場です。地域の人たちが集まってきて，健康診断を受けます。数日後，再び同じメンバーで検診結果の説明に出かけます。村々には，健康相談員という人たちがいて，検診の世話をしたり，受診者に生活指導をしていました。私たち病院からの派遣スタッフも一緒に，病気の予防法や治療についての説明会をしたり，1人ひとりの健康相談を受けたりで，とても忙しい仕事でした。しかし，地域ぐるみでさまざまな職種の人たちが，病気から村民を守るためにチームワークを組んで働くという活動で，非常にやりがいのある充実した時間でした。

1993年に加東市の前身，加東郡滝野町に開業して以来，地域の保健センターや保健所の職員の方々と手を取り合って，高血圧や脂質異常症，糖尿病の予防教室のお手伝いをしたり，2時間ドックの仕事や結核予防，禁煙教室の仕事にも積極的に参加しています。地域の人材がネットワークをつくって病気の早期発見や予防に取り組む。それが地域医療の根幹だと考えています。

著者紹介

● 増村道雄（ますむら・みちお）

ますむら医院院長。専門は脳神経外科。1948 年新潟県糸魚川市生まれ。千葉大学医学部卒業，神戸大学医学部医学研究科大学院修了。その間，米国国立衛生研究所（NIH），ペンシルベニア大学医学部へ留学。長野県厚生連佐久総合病院内科，神戸大学医学部脳神経外科，淀川キリスト教病院脳神経外科，新須磨病院脳神経外科，三田市民病院脳神経外科を経て開業，予防医学，地域医療に力を注ぐ。日本脳神経外科学会評議員，日本リハビリテーション学会臨床認定医，日本プライマリ・ケア学会会員，日本脳卒中協会会員，日本禁煙医師連盟会員，日本農村医学会会員など。著書に『ホームズ君の賢い病院のかかり方』（神戸新聞総合出版センター）がある。

【ますむら医院】
〒 679-0211　兵庫県加東市上滝野 613-1
電話：0795-48-0704　FAX：0795-48-0141

プライマリ・ケアの現場から
ドクター・ホームズの健康よろず相談

2008年7月10日　初版第1刷印刷
2008年7月20日　初版第1刷発行
定価はカバーに表示してあります。

著　者　増村道雄
発行者　関　一明
発行所　㈱北大路書房
〒603-8303　京都市北区紫野十二坊町12-8
電　話　(075) 431-0361㈹
FAX　(075) 431-9393
振　替　01050-4-2083

制作／T.M.H.　印刷・製本／㈱シナノ
検印省略　落丁・乱丁本はお取り替えいたします。
ISBN 978-4-7628-2609-2　Printed in Japan